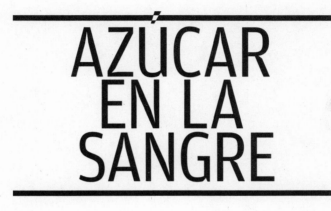

AZÚCAR EN LA SANGRE

MICHAEL MOSLEY

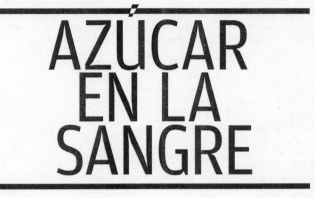

AZÚCAR EN LA SANGRE

Un plan
de 8 semanas
para perder peso
y reprogramar
tu cuerpo

OCEANO

Este libro presenta las ideas e investigaciones del autor concernientes a la nutrición. No pretende reemplazar la consulta personal con un profesional de la salud. Si usted padece afecciones específicas, consulte a su médico sobre posibles modificaciones personalizadas antes de iniciar este programa.

Los editores no asumen ninguna responsabilidad por las páginas en internet ajenas a su propiedad, ni por el uso de la información contenida en este libro.

Diseño de portada: Departamento de arte de Océano
Recetas: © Dra. Sarah Schenker
Fotografías de interiores y del autor: © Romas Foord
Fotografía de portada: Shutterstock / Ambient Ideas

AZÚCAR EN LA SANGRE
Un plan de 8 semanas para perder peso y reprogramar tu cuerpo

Título original: THE 8 WEEK BLOOD SUGAR DIET.
   Lose Weight Fast and Reprogramme Your Body

© 2015, Parenting Matters Ltd.

Traducción: Enrique Mercado

D.R. © 2017, Editorial Océano de México, S.A. de C.V.
Eugenio Sue 55, Col. Polanco Chapultepec
C.P. 11560, Miguel Hidalgo, Ciudad de México
Tel. (55) 9178 5100 • info@oceano.com.mx

Primera edición: 2017

ISBN: 978-607-527-156-9

Impreso en México / Printed in Mexico

Índice

Prólogo

Mientras hojeaba una revista científica en 2006, una página llamó mi atención. Era un reporte de un estudio de cirugía de pérdida de peso (bariátrica) realizado a personas obesas que padecían diabetes tipo 2. Contenía una gráfica del nivel de azúcar en la sangre de los participantes luego de la cirugía. Apenas días después de la operación, ese nivel había vuelto a la normalidad y muchos de los participantes pudieron dejar de tomar medicamentos.

Se trataba de un hallazgo impresionante porque, hasta entonces, se creía que la diabetes tipo 2 era una enfermedad irreversible, de por vida. A la gente que tiene esta afección suele señalársele que requiere primero medicamentos y luego, quizás, insulina, y que debe acostumbrarse a vivir con la diabetes. Pero la razón de mi interés en ese estudio particular fue que el regreso a un nivel normal de azúcar en la sangre hubiera sido tan rápido. Esto coincidía con una teoría que yo desarrollaba en ese momento: que la diabetes tipo 2 es mero resultado de demasiada grasa en el hígado y el páncreas, lo cual interfiere con la producción de insulina. El súbito retorno a un nivel normal de azúcar no tenía nada que ver con la cirugía, sino con el hecho de que los participantes de pronto hubiesen reducido la cantidad de comida que consumían. Si esta teoría era cierta, la diabetes tipo 2 podía revertirse en su totalidad con la sola restricción de alimentos.

La ciencia avanza lenta y cautelosamente. Cualquier hipótesis debe probarse con rigor. En la última década mi equipo de investigación y otros, que también se desempeñan en la Newcastle University, habían investigado, a detalle, los mecanismos de fondo de la diabetes tipo 2. Así desarrollamos nuevas formas de medir la grasa en el hígado y el páncreas, usando potentes escáneres de resonancia magnética.

Ya hemos puesto fin a minuciosos estudios que indican que quienes de veras quieren librarse de la diabetes tipo 2 pueden, en sólo 8 semanas, bajar mucho de peso y bajar su nivel de azúcar a la normalidad, o casi. Estas personas se mantienen sin diabetes mientras tengan el peso estable. De este modo, demostramos que es posible revertir una enfermedad que, en gran medida, aún se considera irreversible.

¿Cuál es el impacto de esto a largo plazo sobre la salud en general? ¿Tiene desventajas para algunas personas? Para contestar estas y otras importantes preguntas, Diabetes UK financia ya un magno estudio de atención primaria que durará hasta 2018.

Entre tanto, me alegra mucho que el doctor Michael Mosley promueva la importancia de la pérdida de peso para controlar el nivel de azúcar en la sangre. Él es un experto en la divulgación de la ciencia médica y su vinculación con la vida diaria.

En este libro, sobre el mayor problema de salud de nuestro tiempo, el doctor Mosley reúne información científica objetiva procedente de fuentes confiables y elabora un complejo panorama que transmite una profunda comprensión, ilustrada por numerosos casos individuales.

Si tú tienes diabetes tipo 2 y te interesa recuperar por completo la salud, este libro es para ti. Si esa condición te viene de familia, hazlo circular en ella. En el siglo XXI debemos contrarrestar individualmente un fenómeno nuevo para nuestra sociedad: por primera vez en 200,000 años de evolución del *homo sapiens*, tenemos que evitar el daño que puede producirnos el omnipresente exceso de comida.

Prof. Roy Taylor
Noviembre de 2015

Introducción

Millones de nosotros tenemos un alto nivel de azúcar en la sangre, pero muchos no lo sabemos.

Quizá tú sientas sed a menudo, o debas orinar con frecuencia. Tal vez tus heridas tardan en sanar o te sientes inusualmente cansado. O más todavía, no tienes ningún síntoma.

Pero un alto nivel de azúcar en la sangre es una muy mala noticia. Acelera el proceso de envejecimiento, causa diabetes tipo 2 y aumenta el riesgo de contraer enfermedades del corazón y sufrir un derrame cerebral.

Éste es un libro sobre el azúcar en la sangre. Trata de la epidemia de diabetes tipo 2 que se ha extendido por el mundo entero en los últimos años. Trata también de la insidiosa acumulación de azúcar que precede a la diabetes tipo 2, afección a la que se conoce como prediabetes. Es una llamada de atención, una advertencia.

Pero de nada sirve resaltar un problema si no puedes hacer algo para resolverlo. Así, si tienes diabetes tipo 2, en este libro te presentaré una dieta que puede revertirla en sólo ocho semanas. Si tienes prediabetes, te enseñaré a impedir que avance.

¿Por qué me importa tanto esto? Porque hace unos años me diagnosticaron diabetes tipo 2; mi azúcar en la sangre estaba fuera de control.

Primero, un poco de historia: estudié medicina en el Royal Free Hospital de Londres. Cuando me gradué, seguí una carrera en el periodismo y en los últimos treinta años he hecho documentales sobre ciencia y salud para BBC Television, primero detrás de cámaras y más tarde como conductor. He informado sobre muchos de los más grandes problemas médicos de las tres últimas décadas y entrevistado a innumerables expertos en una enorme gama de temas. Esta experiencia me ha dado una perspectiva única. No exagero entonces cuando digo que el reciente aumento de la diabesidad (diabetes más obesidad) es verdaderamente aterrador.

Para ser franco, durante mi carrera no he tenido particular interés en la nutrición. Cuando estudié, casi no se hablaba del efecto de los alimentos en el cuerpo, más allá del obvio "Come menos y haz más ejercicio", que puede ser cierto pero no tiene ninguna utilidad.

Si hace una década me hubieras preguntado qué sabía sobre dietas, seguro te habría respondido que el mejor modo de adelgazar es hacerlo gradualmente y con una dieta baja en grasas. Que lo mejor es que bajes medio o un kilo a la semana, porque un sistema más rápido arruinará tu metabolismo y terminarás haciendo dietas yo-yo. En ocasiones seguí este principio, pero recuperaba el poco peso que perdía. No me daba cuenta de que ése era un mal consejo.

Hace tres años me hicieron un examen de sangre de rutina durante una visita a mi doctora. Días después ella me llamó para decirme no sólo que mi colesterol estaba demasiado alto, sino también que mi azúcar en la sangre se situaba en la escala diabética. Nada más y nada menos. Había llegado el momento de pasar a los medicamentos. Esto me asustó y pregunté qué podía hacer. Porque, incluso entonces, yo sabía que esa enfermedad no era algo trivial.

No debí sorprenderme. Los problemas de azúcar suelen ser hereditarios, y cuando mi padre murió, a la relativamente prematura edad de 74 años, sufría una amplia variedad de enfermedades, como diabetes tipo 2, deficiencia cardiaca, cáncer de próstata y lo que ahora sospecho que era demencia senil temprana.

En vez de iniciar una vida de tratamientos médicos, decidí hacer un documental para la BBC en el que buscara otras formas de mejorar mi salud.

Mientras hacía ese filme, *Eat, Fast, Live Longer*, tropecé con la obra de científicos como el profesor Mark Mattson, del National Institute on Aging, y la doctora Krista Varady, de la University of Illinois en Chicago, que investigaban el llamado "ayuno intermitente".

Años de investigación en animales y abundantes pruebas en humanos han demostrado los múltiples beneficios que es posible obtener a partir de una reducción periódica del consumo de calorías. Entre ellos se cuentan no sólo la pérdida de peso, sino también mejoras en el estado de ánimo y la memoria.

Emprendí entonces lo que llamé la dieta 5:2 (de alimentación normal cinco días a la semana y reducción a 600 calorías los otros dos) y descubrí que era muy manejable. Bajé 9 kilos en 12 semanas y mi nivel de azúcar en la sangre y de colesterol volvió a la normalidad. Después de hacer ese documental, escribí con Mimi Spencer el libro *The Fast Diet*, que incluía no sólo la ciencia del ayuno intermitente, sino también una guía para practicarlo (más información en thefastdiet.co.uk).

No obstante, nuestro libro no trataba de la diabetes, y yo me pregunté si lo que me había sucedido era inusual. Así pues, decidí estudiar más de cerca la ciencia que enlaza entre sí a las calorías, los carbohidratos, la obesidad, la insulina y la diabetes. Esa indagación dio como resultado este libro.

¿Por qué ahora?

Las recomendaciones nutricionales estándar están hoy bajo escrutinio como nunca antes. La añeja instrucción de "comer pocas grasas" ha sido seriamente socavada por gran cantidad de estudios que señalan que es raro que ese régimen sea eficaz, y que es difícil que las personas se apeguen a él.

El problema es que cuando reduce el consumo de grasas, la gente padece hambre, de manera que opta por comer carbohidratos azucarados baratos, una de las principales causas del desastre dietético que hoy enfrentamos.

Pese a todo, la recomendación estándar apenas ha cambiado. Durante décadas, los gobiernos advirtieron de los peligros de las grasas, al tiempo que ignoraban los riesgos de los carbohidratos azucarados. Muchos sabemos cuál es nuestro nivel de colesterol, pero pocos conocemos cuáles son los efectos del azúcar en la sangre, y menos aún los de nuestro nivel de insulina. Y esto debería preocuparnos, porque en general el azúcar en la sangre ha llegado a índices sin precedentes.

En la actualidad hay casi cuatro millones de diabéticos en el Reino Unido, y en fecha reciente se descubrió que los casos de prediabetes (nivel de azúcar anormalmente alto, aunque no todavía en la escala diabética) se triplicaron en ese país en los diez últimos años, de 11 a más de 35% de la población.[1]

De acuerdo con los Centers for Disease Control and Prevention (CDC), la situación en Estados Unidos es peor. En esa nación hay al menos 29 millones de personas con diabetes, muchas de las cuales no saben que la tienen.

La cantante Patti LaBelle se enteró de que era diabética tipo 2 cuando se desvaneció en el escenario. Su madre, también diabética, había sufrido una amputación de piernas, y su tío quedó ciego a causa de dicha enfermedad.

El número de estadunidenses con prediabetes es mayor aún. Los CDC estiman que ésta afecta a 86 millones de personas, de las cuales menos de 1 de cada 10 sabe que está en riesgo.

Los asiáticos son particularmente vulnerables: cálculos recientes indican que más de 100 millones de chinos tienen diabetes, y 500 millones prediabetes. La mayoría lo ignora por completo.[2]

Y la prediabetes importa no sólo porque tiende a desembocar en diabetes, sino porque se relaciona estrechamente con el síndrome metabólico, también conocido como síndrome X o de resistencia a la insulina.

Quizás ya hayas oído hablar de este síndrome; yo no sabía nada de él hace diez años, aunque ahora es muy común. Y va en ascenso. Se le llama igualmente el "cuarteto mortal", porque, además de azúcar alta, incluye hipertensión, obesidad abdominal y un nivel anormal de colesterol y grasa en la sangre.

Todo esto se relaciona en forma muy íntima con la hormona insulina, de la que leerás mucho en este libro.

Si tienes prediabetes (y no lo sabrás si no te haces la prueba), hay 30% de posibilidades de que desarrolles diabetes en menos de cinco años.

El actor Tom Hanks fue advertido por su médico de la probabilidad de que fuera diabético mucho antes de que se le declarara la enfermedad, a causa de un nivel de azúcar persistentemente alto. Hanks no tenía mucho sobrepeso, pero puede ser que éste haya sido demasiado para su composición genética particular. Abundaré más adelante en los "umbrales de grasa personales".

Una vez que pases de la prediabetes a la diabetes, quedarás atrapado en fármacos más rápido de lo que dices "Coca-Cola".

Mientras hacía la investigación en que se basa este libro, recibí un correo electrónico de la hija de una diabética. "Mi mamá está avergonzada", escribió. "Piensa que es culpa suya haber desarrollado diabetes tipo 2. Siempre le ha abochornado tener sobrepeso y, pese a sus mejores esfuerzos, nunca ha podido adelgazar. No le ha dicho a mi papá (¡con quien vive!) que tiene diabetes; me lo dijo a mí porque la vi tomar unas pastillas y le pregunté para qué eran."

Los medicamentos son la respuesta obvia. Pero no tratan la enfermedad de raíz y su efectividad a largo plazo está en duda todavía.

Sea como sea, estoy convencido de que, si se les diera a escoger, muchas personas preferirían sanar mediante cambios de estilo de vida que tomando medicamentos de por vida. La tragedia es que raramente se les da a escoger.

En este libro expondré mis razones a favor de un modo diferente y sorpresivo para combatir la diabesidad y el azúcar alta en la sangre, lo cual consiste en seguir una dieta de rápida pérdida de peso.

"Pero", ya te oigo decir, "¿ésa no es acaso una dieta intensiva, de las que ya se sabe que fracasan siempre? Al final recuperas todo el peso que perdiste, y hasta más." Bueno, no. Igual que todo, depende de cómo se lleve a cabo. Si se ejecuta mal, una dieta muy baja en calorías causará aflicción. Bien hecha, la rápida pérdida de peso es una forma sumamente efectiva de deshacerse de grasa, combatir problemas de azúcar en la sangre, revertir la diabetes tipo 2 e incluso curarla.

Te conduciré a través de la ciencia y demoleré muchos mitos comunes sobre la dieta. De paso, tú tendrás que aceptar algunas ideas radicales. Te presentaré al profesor Roy Taylor, el inspirador de este libro. El profesor Taylor es uno de los investigadores de la diabetes más respetados de Europa y, por medio de varios experimentos, ha demostrado que una dieta muy baja en calorías puede hacer en sólo unas semanas lo que alguna vez se creyó imposible: revertir la diabetes tipo 2. Asimismo, conocerás a algunas personas que han usado este método para recuperar la salud a través de la dieta:

- Carlos, un hombre al borde de la muerte que ahora se siente —y se ve— veinte años más joven.
- Lorna, quien no sabía que su azúcar en la sangre estaba fuera de control porque era una vegetariana saludable y en forma.
- Geoff, que estuvo a punto de que se le amputara un pie y quiere evitar que otros sigan el mismo camino.
- Cassie, una enfermera que desarrolló diabetes tipo 2 cuando tenía apenas 24 años. Como muchos otros que emprenden un tratamiento, ella subió mucho de peso con la insulina que se le recetó, tanto que en fecha reciente se le propuso someterse a una cirugía para adelgazar. Sin embargo, siguió la dieta que se describe en este libro y perdió 20 kilos en dos meses. Ya no toma medicinas y se siente mejor que nunca.
- Y Dick, mi amigo, quien también bajó 20 kilos en ocho semanas y revirtió sus problemas de azúcar en la sangre, mientras seguía comiendo y bebiendo a placer. Un año más tarde, lo vi en mejor forma que durante mucho tiempo.

Estas personas no son la excepción. Aunque su médico les dijo: "No va a dar resultado y es imposible que te apegues a una dieta así", cientos de individuos más han hecho lo mismo.

Desde luego, después de adelgazar el verdadero desafío es no volver a subir. Te daré una clara orientación sobre los cambios que deberás hacer para mantener un peso estable.

Así pues, ¿quieres bajar de peso, mejorar tu salud y tener bajo control tu azúcar en la sangre? ¿Quieres lograr esto mientras consumes alimentos apetitosos y saludables? Estás en el lugar indicado.

La dieta del azúcar

- Una solución breve, inteligente y eficaz a problemas de azúcar en la sangre
- Basada en pruebas científicas
- Un plan claro y preciso de 8 semanas
- Inspiradoras historias de éxito de otras personas
- Consejos sobre qué hacer una vez que bajes de peso

En los capítulos siguientes explicaré por qué el azúcar en la sangre importa y qué sucede si no haces algo al respecto.

Pero primero quiero contarte acerca de Jon.

"Descubrí una manera de vivir y de comer"

Jon recuerda con exactitud cuándo se enteró de que tenía diabetes tipo 2. Fue el 17 de marzo de 2012. Este diseñador gráfico, de entonces 48 años de edad y padre de dos varones adolescentes, estaba en su trabajo cuando sonó el teléfono; era la asistente de su médico. "Debe venir de inmediato. ¿Se siente bien?", preguntó ella con ansiedad. "¿Tiene alguien que lo acompañe?"

"Supongo que temían que cayera en coma", dice Jon. Como muchas otras personas con esta afección, él ignoraba que tuviera un problema. Pero un examen reciente había indicado que su nivel de azúcar en la sangre era más de tres veces superior al límite.

Los miembros de su grupo de edad desarrollan diabetes tipo 2 más rápido que antes, y en mayor cantidad que los mayores de sesenta y cinco años, grupo tradicionalmente asociado con problemas de azúcar.

Jon fue puesto bajo tratamiento y enviado a entrevistarse con nutriólogos y dietistas.

Lo que siguió fueron meses de consejos contradictorios. Un "experto" le dijo que comiera una piña entera todos los días. Otro le recomendó cereal cada mañana. Nadie le sugirió que redujera su consumo de calorías, aunque ya pesaba 133 kilos.

Cuando supo de la dieta del azúcar, le atrajo de inmediato.

Era lógico. Le agradó que diera resultados rápidos. Le gustó su simplicidad.

Esperó al día siguiente a la fiesta de su cumpleaños número 49. Tenía resaca. Pero, aunque se sentía fatal, estaba listo para poner en marcha una nueva manera de comer que ahora dice que le "cambió la vida".

Bajó 8.5 kilos en la primera semana. Repito: 8.5 kilos, literalmente el mismo peso de una llanta de automóvil. Gran parte de eso fue agua, sin duda, pero de todos modos resultó impresionante.

Esto lo dejó estupefacto, pero lo motivó al instante a continuar. Nunca había podido usar calcetines sin que el resorte lastimara sus inflamados tobillos. Bajó una talla de jeans en siete días. "Eso me animó mucho", dice al recordarlo. "Supe en seguida que este sistema me iba a funcionar."

Cordial y gracioso, Jon es amante de la diversión. Así que desistía constantemente. "Pero no me reprendía", dice. "Volvía a comenzar al día siguiente (cuando me mandó sus diarios de alimentación semanal, encontré en ellos algo más que la ocasional copa de vino espumoso).

"Una vez que empecé, dejé de concebir esto como una dieta. Decidí que sería mi nueva manera de comer." Inició un régimen de caminar más y andar en bicicleta, con lo que quemaba más reservas de grasas todavía.

En tres meses perdió 22.5 kilos. Sus amigos y familiares dicen que luce veinte años más joven. Ya no toma medicamentos para la diabetes. Sus resultados de azúcar en la sangre son normales. Emplea palabras como "control", "hábito" y "automático".

"Este método parece fácilmente sostenible", dice. "Descubrí una manera de vivir y de comer."

Comer... y vivir. De eso es de lo que trata este libro.

Sección I

La ciencia

1 La epidemia de obesidad: por qué estamos como estamos

Un fenómeno muy reciente

Jon tenía un serio problema de peso, pero hoy le ocurre lo mismo y de modo creciente, al resto del mundo. Esto no sobrevino en forma gradual. La generalidad de la gente subió un poco de peso en los años de la posguerra, pero la obesidad despuntó, de manera espectacular, a principios de la década de 1980, y en una sola generación arrasó con el mundo.

Las personas más gordas del planeta viven ahora en lugares como México, Egipto y Arabia Saudita. Países como China y Vietnam, aunque de población aún relativamente esbelta, han visto triplicarse el número de adultos con sobrepeso en menos de cuarenta años.

Entre las naciones ricas y desarrolladas, los estadunidenses, los británicos y los australianos llevan actualmente la delantera, con dos tercios de su población con sobrepeso. Los hombres y las mujeres de estas naciones han subido un promedio de 8 kilos (el equivalente a una maleta mediana) en las tres últimas décadas, grasa que se acumula principalmente alrededor del estómago.

Los menores de edad están en grave riesgo. Antes, la única clase de diabetes que se veía en ellos era la tipo 1, en la cual el sistema inmunitario ataca por error a las células responsables del control del azúcar en la sangre. Ahora muchos menores llegan a las clínicas con diabetes tipo 2, debido, sobre todo, a su peso y estilo de vida. Hace poco, una niña estadunidense de tres años de edad y 35 kilogramos de peso apareció

23

en las noticias como una de las personas diabéticas tipo 2 más jóvenes de que se tenga memoria.

Una dieta de mala calidad afecta no sólo a esta generación, sino también a la siguiente. Madres con sobrepeso tienen bebés cada vez más grandes, programados por la sustanciosa dieta que ingieren en el útero para ser obesos cuando crezcan.

La obesidad se propaga como un virus, y la familia y los amigos son una influencia importante en qué y cuánto comemos y qué consideramos "normal". Ser un poco rechoncho es socialmente aceptable. Hay modelos talla 20; el pecho abultado y la papada son evidentes y motivo de orgullo. Pero mientras que, en muchos sentidos, celebrar las curvas ha sido una respuesta deseable a modelos superdelgadas muy poco realistas, no deja de ser triste que demasiada grasa en los lugares equivocados tenga tan graves consecuencias.

¿Cuál es la causa de esta explosión?

La respuesta obvia es que ahora comemos más. En Estados Unidos, el consumo promedio de calorías se ha elevado más de 25% desde fines de la década de 1970, lo que explicaría fácilmente el aumento de peso promedio de los estadunidenses.

Sin embargo, el consumo de grasas saturadas en ese mismo periodo, como la mantequilla, en realidad disminuyó. El incremento de veras grande, que comenzó en 1980, fue en carbohidratos, y en particular en cereales refinados, de un increíble 20% en apenas quince años.

Un estudio publicado en *el American Journal of Clinical Nutrition*[1] en el que se comparó la alimentación de los estadunidenses y sus índices de diabetes en las últimas décadas no reveló ningún vínculo entre esa enfermedad y el monto de grasas y proteínas ingeridas. En cambio, atribuyó el aumento de diabesidad a decrecientes niveles de fibra en la dieta, en combinación con un drástico ascenso en el consumo de carbohidratos refinados. Y lo que casi todos reconocen hoy en día es que el aumento en el consumo de carbohidratos refinados ocurrió como una consecuencia no buscada de la guerra contra las grasas.

El incesante ascenso de los carbohidratos

En 1955 el presidente Eisenhower, de Estados Unidos, sufrió un infarto que estuvo a punto de costarle la vida. En ese entonces las enfermedades del corazón eran endémicas en ese país, de manera que la influyente American Heart Association decidió, con base en lo que resultó ser una evidencia más bien endeble, declarar la guerra a las grasas saturadas. El bistec, la mantequilla, la leche entera y el queso cobraron mala fama; la margarina, los aceites vegetales, el pan, los cereales, la pasta, el arroz y las papas se pusieron de moda.

El hombre que convenció a la American Heart Association, y después al resto del mundo, de seguir ese camino fue el fisiólogo Ancel Keys. Él hizo un estudio en la década de 1950 en el que comparó el consumo de grasas y la mortalidad por enfermedades del corazón en hombres de seis países.

Demostró así que los varones estadunidenses, los cuales obtenían de las grasas gran parte de sus calorías, tenían mucho más probabilidades de morir de enfermedades del corazón que los japoneses, que comían pocas grasas. El vínculo parecía claro y convincente.

El hecho de que los japoneses también comieran mucho menos azúcar y alimentos procesados no se tomó en cuenta. Y el de que algunos países disfrutasen de altos índices de consumo de grasas, pero tuvieran bajos niveles de enfermedades del corazón, como Francia, fue desdeñado como una anomalía.

La American Heart Association dio a Keys su apoyo y aprobación y la campaña contra las grasas empezó en serio. Tardó un tiempo en afianzarse, pero en la década de 1980 ya había ocurrido un drástico cambio en lo que la gente comía en el mundo entero. Gran cantidad de personas seguían las recomendaciones de los médicos y pasaron de comer grasas animales, como mantequilla y leche, a consumir margarina, productos bajos en grasas y aceites vegetales.

La campaña contra las grasas saturadas no se basó sólo en el temor de que obstruyan las arterias. Muchos creían que *las grasas hacían engordar*. Gramo por gramo, contienen más calorías que los carbohidratos y las proteínas. De acuerdo con esto, se pensaba, la manera más fácil de perder peso era reducir el consumo de grasas.

Entonces fueron creadas dietas bajas en grasas y respaldadas con entusiasmo por el gremio médico. Mi padre probó algunas de ellas y adelgazó con todas. El problema era que resultaba imposible apegarse a ellas. No fue el único. El índice de éxito de las dietas bajas en grasas, incluso de las estrictamente supervisadas y con pacientes muy motivados, ha sido escaso.

Un ejemplo elocuente de ello fue la prueba Look Ahead en 2001.[2] Dieciséis centros médicos estadunidenses reclutaron a más de 5,000 diabéticos con sobrepeso para que fueran parte de una prueba aleatoria controlada. A la mitad de ellos se les brindó atención estándar y a la otra mitad se le sometió a una dieta baja en grasas. Este grupo contó con nutriólogos personales, entrenadores y sesiones grupales de apoyo, lo mejor que el dinero podía comprar.

Aunque estaba previsto que esta prueba durara hasta 2016, se le interrumpió luego de diez años "por futilidad". Los pacientes del grupo bajo en grasas habían perdido apenas un poco más de peso que el grupo de control, y no había diferencias entre ellos en índice de enfermedades del corazón o derrame cerebral. Los diabéticos habían logrado reducir su consumo de grasas, pero eso no produjo la pérdida de peso, ni los beneficios de salud esperados.

Entre tanto, la campaña contra las grasas prosperaba y el mundo comía productos de "dieta" libres o reducidos en grasas. Pero no adelgazábamos; engordábamos.

Parte del problema era que los fabricantes de alimentos sustituyeron las grasas por azúcar para volver más sabrosos sus productos. El muffin de Starbucks, bajo en grasas, por ejemplo (ahora descontinuado, o al menos ya no lo encuentro en el portal de esa compañía), contenía 430 calorías, equivalentes a 13 cucharaditas de azúcar.

La gente parecía creer que si la etiqueta de un producto decía "Sin grasas", no la engordaría. Había médicos que aseguraban al público que no podía engordar comiendo carbohidratos y un importante experto en nutrición, Jean Mayer, dijo que en general recomendar una dieta restringida en carbohidratos "equivalía a genocidio".

Ingresé a la escuela de medicina en 1980, cuando la campaña contra las grasas estaba en su apogeo. Renuncié a la mantequilla, la crema y los huevos. Rara vez comía carnes rojas y opté por leche descremada y yogur bajo en grasas, ninguno de los cuales me agradaba pero, pensaba yo, eran buenos para mí.

En las décadas siguientes, y a pesar de una alta dosis de autonegación, subí 14 kilos (como estudiante de medicina había sido menudo y delgado) y mi azúcar en la sangre se disparó. La dieta alta en carbohidratos y baja en grasas que seguía no alentaba mi salud. Hacía lo contrario.

¿Por qué?

Carbohidratos e insulina

El problema de los carbohidratos —y en particular de los de fácil digestión, como el azúcar, aunque también los cereales para el desayuno, la pasta, el pan y las papas— es que se descomponen fácilmente en el estómago y liberan azúcar en tu sistema.

El páncreas responde a ello produciendo insulina. Una de las principales funciones de la insulina es reducir el alto nivel de azúcar en la sangre, ayudando a células ávidas de energía, como las de tus músculos, a absorber azúcar.

Por desgracia, una dieta poco saludable y un estado de vida de escasa actividad pueden causar, al cabo de muchos años, lo que se conoce como "resistencia a la insulina". Tu cuerpo se vuelve cada vez menos sensible a esta hormona.

Tu nivel de azúcar en la sangre se eleva poco a poco. Y al hacerlo, el páncreas bombea cada vez más insulina. Es como gritarles a tus hijos, después de un rato dejan de escuchar.

Aunque tus músculos se vuelvan resistentes a la insulina, ésta sigue siendo capaz de introducir los excedentes de calorías en tus células grasas. El resultado es que, al aumentar tu nivel de insulina, un creciente monto de energía se desvía al almacenamiento de grasas. Entre más alta es la insulina, más engordas.

Pero entre más calorías guardas en forma de grasa, menos de ellas tienes para mantener en marcha al resto de tu cuerpo.

Es como si compraras gasolina, pero la pusieras en la cajuela, no en el tanque. El medidor no responde y tus frenéticos intentos de hacerlo reaccionar fracasan, porque el combustible se encuentra en el lugar equivocado.

De igual modo, tus músculos, privados de combustible, le dicen a tu cerebro que coma más, así que tú lo haces. Pero como tu alto nivel de insulina estimula el almacenamiento de grasas, sencillamente continúas engordando, sin dejar de tener hambre.

El doctor Robert Lustig, renombrado endocrinólogo pediátrico que ha tratado a cientos de niños con sobrepeso, señala en su excelente libro *Fat Chance*, que comprender la insulina es crucial para comprender la obesidad.

"No hay acumulación de grasa sin la hormona de almacenamiento de energía, la insulina", escribe. "La insulina convierte el azúcar en grasa. Hace crecer tus células grasas. A más insulina, más grasa".

Alega que la principal razón de que la obesidad se haya duplicado en los últimos treinta años es que nuestro cuerpo produce mucho más insulina que antes.

Culpa a la dieta moderna, rica en azúcar y carbohidratos refinados, de elevar nuestro nivel de insulina, juicio que confirman muchos otros importantes expertos en obesidad, como el doctor David Ludwig, pediatra de la Harvard Medical School, y el doctor Mark Friedman, director de la Nutrition Science Initiative en San Diego.

Hace poco ellos escribieron un artículo de opinión en el *New York Times* ("Always Hungry? Here's Why") en el que dirigieron rotundamente su dedo acusador contra los carbohidratos refinados:

La creciente cantidad y procesamiento de carbohidratos en la dieta estadunidense ha aumentado el nivel de insulina, entregado las células grasas a una frenética actividad de almacenamiento e inducido en gran cantidad de personas reacciones biológicas que promueven la obesidad. El alto consumo de carbohidratos refinados —papas fritas, galletas, pasteles, refrescos, cereales azucarados para el desayuno e incluso arroz blanco y pan— ha hecho subir de peso a grandes sectores de la población.[3]

El doctor Ludwig es digno de atención porque dirige desde hace varios años una de las principales clínicas estadunidenses para niños con sobrepeso, en el Children's Hospital de Boston. Él ha visto de cerca cómo los carbohidratos digeribles (de alta carga glucémica, véase la página 75) han sido uno de los principales impulsores de la obesidad.

En un estudio,[4] el doctor Ludwig dio a doce adolescentes con sobrepeso tres desayunos diferentes en igual número de días. Uno de ellos era avena instantánea con leche y azúcar; otro, avena tradicional sin procesar, la "irlandesa", que tu abuela reconocería; el tercero fue un omelet.

El peor de todos resultó ser la avena instantánea. Después de comerla, el nivel de azúcar en la sangre y de insulina de los chicos se disparó. Un par de horas más tarde, a esto le siguió un "desplome", ya que el nivel de azúcar cayó por debajo de su medida inicial. Este desplome fue acompañado por un aumento de adrenalina, la hormona del estrés. Los chicos se sentían cansados, hambrientos e irritables. A la hora de la comida ingirieron nada menos que 620 calorías más que quienes desayunaron el omelet.

Sé por experiencia qué es sentir esto. Si desayuno pan tostado o cereal, me da hambre a media mañana, mientras que si desayuno huevos revueltos, avena cocida o arenques ahumados (aun si equivalen al mismo número de calorías), me mantengo bien hasta la tarde.

En otro estudio,[5] Ludwig sometió a veintiún jóvenes con sobrepeso a una dieta baja en grasas y a una baja en carbohidratos. Pese a que unos y otros consumieron exactamente el mismo número de calorías, los de la dieta baja en carbohidratos quemaron 325 calorías más por día que los de la baja en grasas, casi tanta energía como la que tú quemarías corriendo una hora.

"Cuando cumplas 50 años, tendrás el cuerpo que te mereces"

He aquí lo que Bob Smietana acostumbraba comer:

Desayuno: cereal, muffins, café (varias tazas)
Comida: hamburguesa, pizza, papas a la francesa, refresco
Cena: dos hamburguesas dobles con queso, un paquete grande de papas a la francesa y refresco, en el auto de vuelta a casa.

Esta grasosa dieta, fundada en carbohidratos, es representativa de amplias capas de la población. Y no es que ignoremos que esas grandes bolsas de chocolates están supuestamente destinadas a que las compartamos. O que ese muffin con arándanos no contará como uno de nuestros cinco al día. Es sólo que tales raciones de esa cosa blanca —de preferencia espolvoreada con azúcar o sal— son mucho más fáciles de consumir, aun si nos dejan abotagados un segundo... y hambrientos al siguiente.

Smietana es periodista y vive en Chicago. Es un individuo desenvuelto y autocrítico de clase media con dos hijos adolescentes, un matrimonio feliz y una carrera exitosa. Cuando se sobrecargó de calorías, tenía demasiadas cosas en su plato (dicho esto en sentido figurado), su trabajo era estresante y él estaba preocupado por su esposa, quien acababa de pasar por una enfermedad. La alimentación con carbohidratos, cómoda y rápida, fue un consuelo para él.

Salvo que en realidad no lo era, porque Smietana estaba todo el tiempo de mal humor, algo que no le ocurría antes. "Yo mismo me apodé Bob el Enojón", dice. "Siempre estaba irritado. Frustrado.

Cualquier cosa me hacía estallar contra alguien. Había tensión en el aire y aumentaba con el paso del tiempo". No dormía bien. Lo cual indica ofuscación mental. Ambos son síntomas de problemas con el azúcar, pero la gente no asocia una cosa con otra. "Cometía errores en el trabajo. No pensaba con claridad."

En ese entonces él tenía cuarenta y tantos años. Pesaba más de 127 kilos, aunque no sabe exactamente cuánto, porque luego de ese momento se negó a volver a subir a la báscula. Sabía que no le gustaba lo que veía en el espejo. No mucho después le diagnosticaron diabetes tipo 2.

"El día del diagnóstico fue espantoso", recuerda. Ahora lo describe como un momento de enseñanza. "Quería vivir para ver casarse a mi hija. Quería disfrutar a mis nietos. Pero sabía que me encaminaba lentamente a una muerte prematura."

"Cambiar de dieta y hábitos es muy difícil", dice. "Piensas: 'Puedo hacerlo', pero ni siquiera puedes dar el primer paso, porque te parece excesivo. La montaña es muy grande".

¿Cómo lo logró? "Poco a poco. Avanzando en esa dirección sin pensar mucho en lo complicado que era. Todo se lo debo al miedo. El temor fue una de las fuerzas que me impulsaron."

Lo primero que hizo fue librarse de los insalubres carbohidratos. Lo segundo, comer más verduras. Su consumo de calorías se vino abajo. "Mientras más lo hacía, menos me gustaban las cosas malas para la salud." Bajó 41 kilos.

El hombre asiduo al servicio en su auto de McDonald's empezó a caminar. "Ahora camino. Aun si el mundo arde en llamas, salgo a caminar, porque sé que es lo que debo hacer." Su siguiente meta es correr un maratón.

"Creo firmemente en el hábito", dice. "Cuando haces algo una y otra vez, se vuelve automático y dejas de pensar al hacerlo." Come todos los días a la misma hora, camina todos los días a la misma hora, come todos los días el mismo tipo de cosas.

En retrospectiva, piensa que nos hemos distanciado de nuestro cuerpo. "Nos la pasamos en el teléfono o llevando una vida virtual. No pensamos en el lado físico de la existencia. No sabemos cómo trabaja nuestro cuerpo. La mayoría no sabe para qué sirve el páncreas, qué es la insulina". Ahora sabe si su azúcar está perdiendo equilibrio: "Lo sé al instante si no hice ejercicio. Mis emociones se acentúan entonces, trátese de entusiasmo, enojo o angustia".

Es fácil simpatizar con Smietana. Es un individuo meditabundo que, sin aspavientos pero con determinación, se puso a dieta y recuperó su salud. Él mismo hace una vívida comparación con la otra obsesión estadunidense, el automóvil. "Cuando era veinteañero, tenía auto y sabía arreglarlo: cómo cambiar una llanta, por ejemplo. Ahora no sé nada de él, porque solemos reemplazarlo cuando se descompone. Y esperamos hacer lo mismo con nuestro cuerpo, pero es imposible".

En 2015, su médico —quien lo apoyó a todo lo largo de su dieta— le quitó las medicinas para la diabetes. Y sus hijos dejaron de llamarle Papá Loco.

Azúcar en la sangre: la bomba de tiempo tóxica

Aunque ser obeso, como Bob, puede causar diabetes tipo 2, esto no es inevitable. Tú puedes tener sobrepeso sin ser diabético y ser diabético sin tener sobrepeso. De hecho, ser un diabético tipo 2 delgado puede ser más peligroso que ser uno gordo. Como veremos, el verdadero problema no es cuánta grasa tienes, sino dónde está depositada. Si estás obeso en los lugares equivocados, puedes generar mucha azúcar en tu sangre, con todas sus posibles complicaciones, como la pérdida de una extremidad.

Cuando estudiaba medicina, era un ocasional asistente de operaciones. Digo "asistente" aunque en realidad lo único que hacía era sostener un retractor y celebrar los chistes del cirujano. He presenciado muchos éxitos y fracasos en la sala de operaciones. Pero una de las intervenciones más tristes y terribles en que colaboré fue cuando le amputaron un pie a un paciente.

Era un hombre poco mayor de cincuenta que se llamaba Richard. Fui a verlo antes de su operación para conocer su historial médico. Lo encontré en el pabellón acostado en una cama y con los dos pies de fuera, "porque quiero disfrutar de ellos lo más posible". Era un abogado de éxito y aunque estaba asustado intentaba esconderlo. Se trataba de un marido afable y un padre orgulloso. Un par de años antes había empezado a sentirse cada vez más exhausto y aletargado. Fue a ver a su médico, le hicieron exámenes y se enteró de que era diabético tipo 2.

Comenzó a tomar tabletas, aunque pronto pasó a las inyecciones de insulina. La única recomendación dietética que recibió fue que comiera alimentos bajos en grasas y llenara su plato con gran cantidad de papas y pasta. Cada vez subía más de peso.

Un día se golpeó el pie con una silla. Desarrolló una pequeña ampolla. Ésta creció. Cuando se infectó, todo fue cuesta abajo. "Todo sucedió muy rápido", dijo. "Ignoraba que una cosa así pudiera avanzar tan pronto."

El cirujano intentó remediar con un injerto de piel tomada de otra parte del cuerpo, para cubrir lo que para ese momento era ya una úlcera enorme, pero no funcionó. Richard fue avisado de que tendrían que amputarlo.

Me contó que cayó en shock cuando oyó la noticia; aterrado, no supo qué decir. Volvió a casa y se lo dijo a su esposa. Ella no pudo más y rompió a llorar.

Un día después de conocer a Richard me presenté en la sala de operaciones y vi al cirujano amputarle el pie, el cual fue retirado de la sala para su eliminación. Él pasó varios meses en recuperación en el hospital y jamás lo volví a ver.

Qué ocasiona en tu cuerpo el aumento de azúcar en la sangre
En tus vasos sanguíneos

El problema de Richard fue que la abundante azúcar en su sangre se había adherido a proteínas en las paredes de sus vasos sanguíneos, con lo que éstos se volvieron más rígidos y menos flexibles. Eso produjo, a su vez, acumulación de tejido cicatricial —placa— en sus vasos sanguíneos. También perjudicó sus nervios, así que ya no sentía dolor cuando se golpeaba en la pierna.

Si tú hubieras podido mirar más allá de sus ojos o las arterias que abastecían de sangre su corazón, habrías percibido más daños aún. La diabetes es una de las principales causas de ceguera e incrementa a más del doble el riesgo de infarto o derrame cerebral. También es una importante causa de impotencia.

Y no es preciso que los azúcares en la sangre estén en la escala diabética para que ocurran daños. En un amplio estudio australiano[6] en el que se siguió a más de 10,000 hombres y mujeres durante varios años, se descubrió que, aunque ser diabético aumentaba a más del doble el riesgo de muerte, el solo hecho de que el nivel de azúcar en la sangre se ubicara en la escala de "glucosa anormal en ayunas" incrementaba en más de 60% el riesgo de muerte prematura.

En tu cerebro

Mi padre comenzó a desvariar hacia el final de su vida. Cada vez le costaba más trabajo recordar nombres y olvidaba conversaciones que habíamos sostenido horas antes. Estaba convencido de que era rico (lo cual era falso) y regalaba dinero a extraños con historias de mala suerte que conocía en bares y restaurantes. Sospecho que mostraba signos prematuros de demencia senil, los cuales bien podrían haberse asociado con su diabetes.

Desde hace años sabemos que los diabéticos están más expuestos a la demencia (debido, en parte, a problemas de suministro de sangre), pero apenas hace poco nos enteramos de la enorme magnitud de ese riesgo. En un estudio reciente efectuado en Japón,[7] en el que se siguió a más de 1,000 hombres y mujeres durante quince años, se determinó que ser diabético duplica el riesgo de demencia.

La doctora Suzanne De La Monte, neuropatóloga de la Brown University, dice que la diabetes no deriva inevitablemente en demencia senil, aunque, sin duda, es un factor relevante. "El mal de Alzheimer ocurre en personas sin diabetes y viceversa", explica. "Pero creo que la diabetes tipo 2 ha elevado muchísimo los índices de ese mal."

En tu apariencia

Por último, aunque no en importancia, la abundancia de azúcar en la sangre te hace ver más viejo, ya que ataca las moléculas de colágeno y elastina en tu piel, lo cual genera un rostro colgado, fofo y arrugado.

En una impresionante demostración de esto, investigadores de la Universidad de Leiden, en los Países Bajos,[8] midieron el azúcar en la sangre de más de 600 voluntarios y después pidieron a un grupo de asesores independientes que intentaran adivinar su edad.

A las personas con poca azúcar en la sangre se les percibió mucho más jóvenes de lo que eran, mientras que ocurrió lo contrario con las arrugadas que presentaron altos niveles de azúcar. Los investigadores calculan que cada incremento de 1 micromolécula/litro de azúcar en la sangre aumenta en cinco meses tu "edad percibida".

Diabetes - los costos físicos

Hipertensión: 70% de los diabéticos requieren medicamentos para la presión.

Colesterol: 65% de los diabéticos requieren medicamentos contra el colesterol.

Infarto: aun bajo tratamiento, los diabéticos tienen el doble de probabilidades de ser hospitalizados, incapacitados o morir a causa de un infarto.

Derrames cerebrales: los diabéticos son 1.5 veces más propensos a sufrir un derrame discapacitante.

Ceguera y problemas visuales: la diabetes es la causa número uno de ceguera prevenible en el mundo desarrollado.

Impotencia: la diabetes es también la causa número uno de impotencia.

Demencia senil: tener diabetes duplica el riesgo de demencia.

Deficiencia renal: la diabetes es causa de deficiencia renal en la mitad de todos los casos recientes; la mayoría de las personas sometidas a diálisis son diabéticas.

Amputación: cada año se realizan en el Reino Unido más de 7,000 amputaciones por diabetes, y más de 73,000 en Estados Unidos.

2 ¿Cómo resuelves un problema como la diabetes?

Si tú tienes diabetes tipo 2 o prediabetes, ¿puedes revertirla y sanar?

Roy Taylor responde esta pregunta con un enfático sí. Él es profesor de medicina y metabolismo de la Newcastle University, donde también dirige el Diatebes Research Group. Es esbelto, activo y tiene un mordaz sentido del humor.

Aunque sus partidarios afirman que su dieta muy baja en calorías les cambió la vida, él ha enfrentado una férrea oposición. La primera vez que intentó publicar un artículo sobre sus hallazgos se lo rechazaron. Los editores no creían en sus resultados.

"La gente no cree que esto sea verdad", dice. "Uno podría obtener grandes logros en un estudio con fenómenos de circo, pero esto no sería relevante. Lo que nos dicen como estudiantes de medicina y lo que nos han dicho durante toda nuestra carrera médica es que las personas con diabetes tipo 2 empeoran cada vez más y terminan bajo tratamiento de insulina. Gran cantidad de artículos en la prensa médica aseveran rotundamente que lo primero que se debe hacer cuando se recibe el diagnóstico de tipo 2 es aceptarlo. Y entonces aparezco yo y les digo que tal vez eso no es cierto."

Hace poco, uno de sus más renombrados críticos se le acercó luego de una conferencia. "Estaba equivocado", le dijo. "Usted tenía razón." Si el profesor Taylor fuera de quienes lanzan golpes al aire, habría podido hacerlo en ese momento.

Lo que sorprende de la resistencia a sus investigaciones es que desde hace años existen evidencias claras de que el tipo 2 puede revertirse con un adelgazamiento drástico; más específicamente, a través de la cirugía bariátrica (de pérdida de peso).

El profesor Taylor descubrió el vínculo entre la cirugía bariátrica y la diabetes en la década de 1980, cuando visitó Greenville, Carolina del Norte, ciudad con un muy alto índice de obesidad. Él me contó que la gente salía a verlo pasar por la calle. "No acostumbraban ver individuos tan delgados."

Uno de los cirujanos residentes en Greenville era Walter Pories, quien, además de operar a pacientes obesos, hacía estudios de seguimiento a largo plazo para saber qué les sucedía después.

En uno de esos estudios, con el extenso título "¿Quién lo habría creído? Una operación demuestra ser la terapia más eficaz para la diabetes *mellitus* en adultos",[1] Pories siguió durante catorce años a 608 pacientes muy obesos. No todos sanaron, pero la mayoría bajó de peso en forma espectacular. Al final del primer año, los pacientes habían perdido, en promedio, un tercio de su peso total (45 kilos), pérdida que mantuvieron hasta la conclusión del estudio, trece años después. Junto con la reducción de peso, también hubo impactantes reducciones de la presión arterial, mejoras de sueño y un gran descenso en el riesgo de morir de enfermedades del corazón.

Pero quizá los cambios más impresionantes ocurrieron en quienes tenían problemas de azúcar en la sangre: de los 608 pacientes de ese estudio, 161 padecían diabetes tipo 2 y 150 tenían una tolerancia anormal a la glucosa (prediabetes).

La mayoría de ellos vio reducirse marcadamente su nivel de azúcar en la sangre tras la cirugía. Como observaron los investigadores, "la diabetes desapareció pronto, por lo general en cuestión de días, al grado de que casi todos los pacientes con cirugía bariátrica fueron dados de alta sin ningún medicamento antidiabético".

Una paciente tratada hasta entonces con altas dosis de insulina dejó de administrársela menos de una semana después de la cirugía y en menos de tres meses sus niveles de azúcar en la sangre habían vuelto a la normalidad. Más todavía, catorce años más tarde seguía siendo "normal", lo mismo que 83% de los otros exdiabéticos.

Los que no reaccionaron tan bien fueron quienes habían padecido diabetes desde varios años antes de la cirugía.

Los prediabéticos —con mucha azúcar, aunque no en la zona de peligro— fueron los que alcanzaron los mejores resultados. En 99% de ellos, el nivel de azúcar en la sangre volvió a la normalidad y permaneció ahí.

Se impone reconocer que la cirugía no es una opción fácil. Aunque su tasa de mortalidad es baja, en ocasiones los pacientes deben volver al hospital a causa de infecciones o agravamiento de sus heridas. Asimismo, la operación puede provocar "síndrome de descarga" después de comer, el cual es tan desagradable como suena. El ritmo cardiaco se precipita y se sienten mariposas en el estómago, así como profusa diarrea.

Los investigadores notaron que la cirugía generaba cambios en las hormonas estomacales, las cuales controlan el apetito. Así, supusieron que las mejoras radicales de azúcar en la sangre tenían que ver con los cambios ocurridos en esas hormonas por la cirugía.

Sin embargo, el profesor Taylor no estaba muy convencido de ello. "Conozco las hormonas estomacales; son muy importantes, pero tienen un efecto limitado en los cambios metabólicos. De inmediato supe que esa afirmación debía ser falsa, pese a lo cual se convirtió en la creencia establecida en el mundo científico: un cambio en las hormonas estomacales explica que el azúcar en la sangre vuelva a la normalidad después de la cirugía."

Pensaba que la verdadera razón era otra, la cual podía explicar por qué muchas personas con sobrepeso no contraen diabetes, mientras que muchas personas delgadas sí la padecen.

Los peores lugares para acumular grasa no son los que crees

La insulina decide *si* engordas, pero es la enzima conocida como lipo-proteína lipasa (LPL) la que decide *dónde* lo haces.

No subimos de peso de modo uniforme (la frente no engorda); nos abultamos en ciertos lugares. Y que esto ocurra en la cintura, los muslos, el trasero o la cadera depende en gran medida de la LPL. Una vez activada y con ayuda de la insulina, esta enzima toma la grasa de la sangre y la destina a su almacenamiento.

Los hombres solemos tener más LPL en las células grasas del vientre, de ahí que engordemos de la cintura. Las mujeres son más proclives a la actividad de la LPL en las células grasas de la cadera y el trasero, y por eso en su caso la grasa se acumula ahí.

La buena noticia es que la LPL también está presente en los músculos. Si tú la activas en ellos mediante el ejercicio, el excedente de calorías que circula en tu sistema tiene más probabilidades de ser quemado como energía en lugar de almacenarse como grasa.

Hace unos años, mientras hacía el documental *The Truth About Exercise*, participé en un experimento en la Glasgow University en el que se demostró la diferencia que puede hacer incluso un modesto grado de ejercicio.

El experimento consistió en consumir un abundante y grasoso desayuno de platillos fritos, como tocino, huevos y vísceras de cordero con avena. Una hora después, el doctor Jason Gill me extrajo un poco de sangre, que puso luego en un sofisticado centrifugador para separar los glóbulos rojos del plasma.

Una vez hecho esto, me enseñó que sobre mi plasma flotaba una turbia capa de grasa. Era la grasa que yo había ingerido en el desayuno y que viajaba ahora en mis arterias.

Me pidió a continuación que caminara una hora a paso veloz, lo cual hice. A la mañana siguiente repetimos el proceso: consumí un desayuno grasoso y mi sangre fue extraída y centrifugada.

Sin embargo, esta vez la capa de grasa en mi plasma era mucho más tenue. La caminata que había hecho la tarde anterior activó los genes en los músculos de mis piernas y con ellos las enzimas LPL ahí asentadas, que absorbieron entonces gran parte de la grasa presente en mi sangre.

Por desgracia, la mayoría de nosotros no hacemos largos y vigorosos paseos después de una comida, y en realidad en ningún otro momento. Un destino mucho más probable de las calorías de una comilona son nuestras células grasas, por efecto de la insulina en la sangre. Algunas de esas calorías se convertirán en grasa subcutánea, la cual se acumula en el trasero, los muslos y los brazos y es relativamente inofensiva. Pero el resto se volverá grasa visceral, la grasa no visible que envuelve al corazón, el hígado y el estómago. Como esta grasa reside dentro del cuerpo, no en la superficie donde puedes verla, podrías parecer relativamente delgado.

A este tipo de personas se les conoce, en el gremio, como delgadas por fuera, gordas por dentro.

Yo era una de ellas.

La grasa visceral o interna es particularmente peligrosa, porque invade órganos como el hígado y el páncreas.

Hígado y páncreas grasos: el meollo del asunto

Aunque no concebimos que pueda ser "graso", el hígado es en realidad una de las primeras partes del organismo donde se acumula grasa. Es como tu cuenta corriente en el banco: un lugar en el que puedes guardar rápido y fácil tu dinero de reserva. Pero, como dice el profesor Taylor, ésta es una cuenta "con una tasa de interés demasiado alta", porque puede causar toda suerte de problemas; no sólo un nivel anormal de azúcar en la sangre, sino también deficiencia hepática grasa no alcohólica (DHGNA). Treinta por ciento de los europeos y estadunidenses padecen hoy DHGNA, lo que puede provocar cirrosis y deficiencia hepática. En la actualidad ésta es la causa más común de enfermedades del hígado en Occidente.

Las investigaciones del profesor Taylor indican que la acumulación de grasa en el hígado y el páncreas es el origen de todos los problemas. Estos dos órganos son responsables de controlar nuestro nivel de insulina y azúcar en la sangre. Cuando la grasa los obstruye, dejan de comunicarse entre sí. Al final, tu cuerpo cesa de producir insulina y te vuelves diabético tipo 2.

Asimismo el profesor Taylor sostiene que cada individuo tiene un "umbral de grasa personal" (UGP), punto de inflexión parcialmente producto de la genética. Este punto de inflexión decide cuánta grasa puedes acumular antes de que ésta se derrame en el hígado y el páncreas, lo que desemboca en diabetes tipo 2.[2]

En algunas personas, el UGP parece ser alto y, en otras, sorprendentemente bajo.

La buena noticia es que, sea cual fuere tu UGP, si extraes la grasa del hígado y el páncreas (justo lo que la dieta de este libro te ayudará a hacer), revertirás tu diabetes y harás volver tu azúcar a la normalidad. La mala es que, si no resuelves esto, no sólo te aquejarán las complicaciones de la diabetes, sino que también podrías dañar tu hígado de modo permanente.

> **"La gente me decía:**
> **'No te preocupes, Lorna. Estás muy esbelta'."**

El médico de Lorna Norman se alarmó cuando los resultados de un examen de sangre indicaron que ella tenía problemas de azúcar. "Te asombrarás tanto como yo."

Lorna es vegetariana y siempre había comido sanamente. Hacía ejercicio con sus perros todos los días. Nadaba con regularidad. Nunca había tenido un trastorno de salud. Aparte de fatiga —el motivo por el que fue a ver a su médico—, no tenía ningún otro síntoma.

Su médico la envió con una enfermera, quien le dijo que no se preocupara y continuara con su vida normal. "En retrospectiva", dice ella, "eso era lo último que yo debía hacer." (Error común número 1.)

"La gente me decía: 'No te preocupes, Lorna. Estás muy esbelta. Te ves bien'". (Error común número 2.)

Siguió consumiendo gran cantidad de carbohidratos. Pasta. Pan. Papas asadas. (Error común número 3.) "Ahora sé que eso era justo lo que no debía comer, pero los expertos me dijeron que lo hiciera." Durante varios años, sus resultados rondaron el límite.

Pero de súbito empezaron a subir poco a poco, como una mancha de humedad en una pared. Cuando se pesaba, la báscula marcaba 60 kilogramos, lo que no constituía sobrepeso para su estatura, de 1.62 metros. Pero —y ésta es la clave— su exceso de peso tendía a depositarse en su cintura.

En su siguiente visita al médico, su azúcar había vuelto a subir. Ésta era la noticia que temía. Tenía diabetes y su médico le dijo que debía comenzar a tratarse de inmediato. (Error común número 4.)

Cuando ella le informó que las investigaciones de Taylor señalaban que una dieta muy baja en calorías podía hacer volver su azúcar a la normalidad, él se mostró escéptico. "Me dijo: 'No tienes sobrepeso y tu índice de masa corporal (IMC) está bien. No hay razón de que hagas una dieta así.' La juzgó una tontería". (Error común número 5.)

Pero Lorna decidió actuar. "Pensé que tenía la obligación de probar todo lo que me impidiera medicarme." Hace una pausa. "Mi hija podría confirmar que soy una maniática del control."

Tardó cuatro semanas en bajar su IMC a 19. Fue muy estricta. Verificaba comer la cantidad suficiente de los nutrientes correctos. Y tomaba tres litros de agua al día. Pese a ello, no todo fue miel sobre hojuelas. Aunque sus resultados mejoraron, había momentos en que su nivel de azúcar en la sangre subía otra vez. "Pensé que era una de las personas a las que esta dieta no les da resultado." (Error común número 6.)

Persistió y dejó de examinarse tan a menudo, lo que le ayudó a no preocuparse tanto. Asimismo adoptó el yoga y la meditación ("Encendía la lavadora y meditaba hasta que sonaba la alarma"). Su estrés se redujo y con él la actividad del cortisol, la hormona perturbadora del azúcar en la sangre.

Por increíble que parezca, Lorna logró hacer todo esto, sin dejar de atender a los otros tres adultos de su hogar. Incluso siguió ocupándose de todo lo relativo a la cocina. "Les hacía de comer, y luego me sentaba frente a mi platito de comida."

Redujo su peso a un mínimo de 54 kilos. "Muchas personas comentaban que me veía muy delgada, pero, la verdad, no me importaba. La gente tiende a decirte cómo te ves, antes que felicitarte por ya no tener una enfermedad que pone en riesgo tu vida. Muy curioso..."

Dos meses más tarde, no tenía diabetes. La contracción de su cintura de 86 a 76 centímetros fue quizá el factor crucial.

¿Qué tiene de malo tomar medicamentos?

Como todos sabemos, bajar de peso y mantenerlo a raya requiere esfuerzo. Así que si tu médico te dice: "Tienes diabetes tipo 2, pero puede tratarse sencillamente con fármacos", es probable que estés a punto de seguir la salida fácil.

La diabetes es raramente así de simple. Aun si te tratas con medicinas, ser diabético puede quitarte diez años de vida.

También te costará mucho dinero, o a quien deba cubrir tus gastos médicos. Las cosas no se reducen al costo de las medicinas, del tratamiento, de las complicaciones y del tiempo sin trabajar; un diagnóstico de diabetes tipo 2 también volverá más difícil y costoso conseguir un seguro de vida y de salud. Aun el seguro de viaje implicará un costo adicional, a causa de un riesgo mayor.

Se calcula que la diabetes tipo 2 le cuesta al Reino Unido al menos 20 mil millones de libras esterlinas al año. En Estados Unidos, la cifra correspondiente es de 245 mil millones de dólares.

En la actualidad el fármaco antidiabetes de mayor venta en el mercado es la metformina, con ventas de cerca de dos mil millones de dólares al año. Su permanencia y amplio uso harían pensar que es muy eficaz. Pero un artículo reciente[3] en el que se examinaron los resultados de trece pruebas aleatorias controladas que involucraron a más de 13,000 pacientes detectó pocas pruebas rotundas de que ese medicamento reduzca la frecuencia de infartos, amputación de piernas, o extienda la esperanza de vida.

Aunque la metformina puede inducir, al menos, una modesta reducción de peso (quizá causada porque uno de sus efectos secundarios más comunes sea la náusea), suele ser sólo el primer paso en un camino que conduce a medicinas más eficaces y costosas. Y la mayoría de estos otros medicamentos, incluida la insulina, promueven el hambre, lo que hace engordar a los pacientes. Como me dijo un experto: "Entre más decididamente los tratamos, más engordan."

En cierto modo, la situación actual de la diabetes me recuerda el primer documental de televisión que hice, a principios de la década de 1990. Se llamó *Ulcer Wars* y trataba del joven médico australiano Barry Marshall.

Las úlceras estomacales eran entonces una afección muy común y dolorosa, causada, como todos sabemos, por la producción de demasiados ácidos en el estómago.

En esos días imperaba la creencia de que el exceso de ácidos era producto del estrés y un mal estilo de vida. Uno mismo se provocaba esta afección por el hecho de vivir mal.

Por suerte, algunas maravillosas compañías farmacéuticas habían desarrollado medicamentos que reducían los síntomas, aminorando los ácidos en el estómago. Pero como la enfermedad era incurable, había que tomar medicinas caras durante toda la vida, o de lo contrario la úlcera regresaría.

Esta explicación no convencía al doctor Marshall. Él creía que las úlceras estomacales eran provocadas por las antes desconocidas bacterias *Helicobacter pylori*, que él y su colega Robin Warren habían descubierto en los estómagos que extirparon de desafortunados pacientes cuya úlcera había reventado.

Como su intento de contagiar con *Helicobacter* a animales de laboratorio resultó inútil, Marshall decidió infectarse. No se lo dijo a su esposa, porque, como me confió él mismo, "habría intentado detenerme".

Antes de cualquier otra cosa, Marshall convenció a un colega de que le introdujese un endoscopio en la garganta para que inspeccionara su estómago, el cual resultó ser completamente normal.

Después le pidió a un técnico que preparara una mezcla de bacterias (cultivadas en el estómago de un paciente infectado), la cual ingirió de un solo trago. No era precisamente el tipo de bebida que uno querría tomar.

Días más tarde enfermó y vomitó, lo que le estremeció de emoción.

Al someterse de nueva cuenta al endoscopio, esta vez el cirujano vio secciones inflamadas. Tomó muestras del estómago de Marshall, y cuando ambos las analizaron en el microscopio descubrieron que el tejido rebosaba de bacterias.

En ese momento la esposa de Marshall insistió en que se pusiera fin al experimento, de manera que él tomó un coctel de antibióticos y un medicamento llamado Pepto-Bismol (medianamente tóxico para las bacterias); días más tarde había mejorado.

Cuando hice mi documental con Marshall, él y otros médicos ya habían tratado a muchos pacientes, y demostrado que los antibióticos podían no sólo curar la mayoría de las úlceras estomacales, sino también reducir la posibilidad de desarrollar cáncer de estómago.

No obstante, pocos médicos prestaron atención. La única reacción a mi película dentro del gremio médico fue una reseña en el *British Medical Journal* en la que se le describió como "parcial y tendenciosa", lo que en terminología médica significa "basura".

Pero años después las evidencias eran abrumadoras, y fue tan grande la demanda de los pacientes que el uso de la triple terapia antibiótica se había extendido ampliamente. En 2000, Barry Marshall y Robin Warren obtuvieron el premio Nobel de medicina.

Tal como ocurre con las úlceras estomacales, es indudable que puedes controlar la diabetes con medicamentos. Pero ¿no sería mucho mejor tratar la causa última? Si tuvieras una infección, ¿no querrías librarte de ella antes de que progresara, más que sólo tratar los síntomas?

"Los médicos dirán que están muy ocupados
para monitorear la pérdida de peso, pero a largo plazo
esto les ahorraría mucho tiempo."

Colin Beattie tardó cuatro meses en convencer a su médico. Para su fortuna es un político —miembro del parlamento escocés—, así que sabe cómo armar un argumento y repetirlo una y otra vez.

Diagnosticado cuatro años antes con diabetes tipo 2, este paciente de 63 años al principio dio poca importancia a ese dictamen. Se le dijo que debía tomar una tableta de metformina en la mañana y otra en la noche. Dos años más tarde, su nivel de azúcar en la sangre seguía subiendo y su dosis debió duplicarse, de modo que ya tomaba cuatro tabletas diarias. Lo siguiente que supo fue que se le trataría con estatinas. A fines de 2013, en una nueva visita al médico, se le informó que su presión arterial era muy alta; se le prescribió otra pastilla, esta vez para asegurar el suministro de sangre en sus riñones.

Fue entonces cuando se preguntó con seriedad acerca de su ascendente montón de píldoras "'¡Un momento!', pensé. '¿Es así como debe ser la vida? ¿Cada vez más tabletas?'".

Hizo algunas investigaciones. Descubrió los trabajos del profesor Taylor sobre dietas muy bajas en calorías y su potencial para revertir la diabetes tipo 2. Su médico no se mostró optimista. "Obviamente le preocupaba que muchas personas pidieran ayuda para esa dieta y que él no la pudiera prestar", dice.

Hasta entonces había recibido únicamente indicaciones dietéticas básicas: comer más frutas y verduras, evitar alimentos grasosos.

"Parecían una amonestación bienintencionada, pero ordinaria, para comer mejor." Como era de esperar, ignoró ese consejo (¿tú no harías lo mismo si tu doctor te dijera que debes seguir tomando medicamentos y no preocuparte?). "Comía lo que podía cuando podía: pescado con papas fritas, pastel de carne, refrigerios entre comidas... La dieta escocesa típica", refiere.

Con el tiempo su médico se cansó de que aquel antiguo banquero de inversión blandiera frente a él un montón de datos y cifras sobre los motivos de que una dieta intensiva pudiera surtir efecto. Con toda renuencia, le dio luz verde y aceptó monitorear su progreso. Esto incluyó un examen de sangre inicial, la lectura de un correo semanal en el que Colin informaría de su peso y presión arterial y el aviso por parte del doctor de cuándo podría reducir sus medicamentos. Después de todo, los costos de mantenimiento de Colin no fueron tan altos como el médico temía.

Lo que Colin hizo —y creo que ésta fue la clave de su éxito— fue abordar la dieta como si se tratara de un régimen médico, *pérdida de peso por prescripción*. Dado que su vida diaria era tan variable y agitada, decidió usar productos de dieta en lugar de consumir alimentos "de verdad". Cada pausa para comer equivalía a 200 calorías, de manera que un día habitual constaba para él de una bolsita de avena cocida en el desayuno, una sopa en la comida, una barra de dieta en la cena más un plato de verduras cocidas al vapor, todo lo cual ascendía a 800 calorías.

"Hice dos cosas que creo que me sirvieron", dice ahora. "Me hice cargo de que todos supieran lo que iba a hacer, incluida la prensa; esto me ayudó a sentirme presionado. Y decidí que por ningún motivo incumpliría la dieta. Sabía que si lo hacía, sería más fácil incumplirla la siguiente vez, y luego la siguiente. Me aferré por completo a ella hasta el último día (cuando comía fuera, pedía pastel de carne, lo que distaba mucho de ser la mejor opción, pero esto confirma que es un ser humano)."

Ocho semanas más tarde, había bajado 20 kilos. Su cintura se redujo de 100 a 86 centímetros. Y ya no tomaba medicamentos.

Pese al ocasional pastel de carne, él ha logrado mantener su peso bajo control. Cuando sube medio kilogramo, o uno, lo baja. Y ha adoptado la misión de propagar el mensaje de las dietas reducidas en calorías. Le sorprende que tantas personas le hayan dicho que también ellas son tipo 2, y más todavía que reciban tan poco apoyo. "Los médicos dirán que están muy ocupados para monitorear la pérdida de peso, pero esto a largo plazo les ahorraría mucho tiempo."

Hay 236,000 diabéticos tipo 2 en Escocia (sin contar a quienes no saben que lo son). Entre los recién diagnosticados el último año se contaban cinco niños menores de cuatro años.

El estudio de Newcastle

El profesor Taylor estaba seguro de que si podía lograr que un paciente diabético perdiera suficiente peso, la extracción de grasa de su páncreas e hígado revertiría su diabetes. Pero en vista del escepticismo de tantos otros médicos, supo que tendría que presentar un caso muy convincente.

Primero tenía que poder medir lo que sucedía con el nivel de grasa hepática y pancreática en sus pacientes. Limitarse a meter agujas nunca fue una opción.

Kieran Hollingsworth, físico de su departamento, había adaptado las máquinas de resonancia magnética para medir la grasa hepática. Cuando el profesor Taylor le preguntó: "¿Puedes hacer lo mismo con el páncreas?", Hollingsworth hizo una pausa y miró el techo un momento antes de contestar: "Sí".

Luego necesitó dinero para hacer un experimento. "Tuve la enorme fortuna" dijo "de conseguir recursos de la institución de asistencia Diabetes UK. Sus miembros pensaban que era poco probable que mi método funcionara, pero una persona en particular lo juzgó interesante y convenció al resto del comité. No nos dieron gran cosa, aunque sí lo suficiente para llevar a cabo un pequeño estudio de un año."

Con ese financiamiento, Taylor y sus colaboradores reclutaron a 14 pacientes.[4] Tres de ellos desertaron pronto por diversas razones, pero los 11 restantes persistieron.

Tras interrumpir la toma de sus fármacos habituales contra la diabetes, se les sometió a un estricto régimen de 800 calorías diarias, el cual constaba de bebidas de dieta y verduras sin almidones.

En la primera semana bajaron un promedio de 3.9 kilos, y la mayoría dijo que la dieta le había resultado asombrosamente fácil. "Para mi sorpresa, todo indica que el hambre desaparece en 48 horas", me dijo el profesor Taylor.

Al derretirse la grasa acumulada en el hígado de los participantes, sus síntomas mejoraron. "Al parecer, el hígado se repuso a los siete días y mejoró al paso del tiempo. El páncreas respondió más despacio. Estaba un poco mejor a los siete días y mejoró en forma sostenida en las ocho semanas siguientes; éste fue el factor mágico."

Los voluntarios se apegaron al régimen de 800 calorías y en apenas ocho semanas —un periodo notoriamente corto— bajaron un promedio de 15 kilos y perdieron 12.5 centímetros de cintura. Al final, su nivel de azúcar había retornado por completo a la escala no diabética.

Esto deslumbró al profesor Taylor. "Fue electrizante, mucho más rotundo de lo que yo hubiera podido soñar."

Otros estudios

Alan, de 56 años, casado y con cuatro hijos, formó parte de tal estudio. Pesaba 97 kilos cuando se le diagnosticó diabetes y se le dijo: "La tienes, la tratas". Al enterarse de que el profesor Taylor buscaba voluntarios, no dejó pasar la oportunidad. Su médico fue menos entusiasta. "No te vayas a sentir mal cuando fracases."

Pero no fracasó. "Nunca me sentí flaquear, ni quise desistir. Me sentía un pionero, lo que hacía era importante."

En ocho semanas perdió 13 kilos, casi 14% de su peso inicial. Tres años después, controla su peso y su azúcar permanece en la escala saludable.

"No soy un ángel. Todavía consumo comida preparada, vino, queso, cerveza. Tengo una camisa negra que me ajustaba como plástico adherente. De vez en cuando me la pongo aún, para ver si me queda. Mientras me quede, estoy bien."

Como los demás voluntarios de ese estudio, el diagnóstico de Alan era reciente. ¿Habría consecuencias positivas en sujetos que tuvieran más tiempo como diabéticos?

En un estudio complementario publicado en 2015,[5] el equipo del profesor Taylor probó la dieta en 29 personas con diabetes tipo 2, algunas de las cuales tenían más de ocho años con la enfermedad y el resto menos de cuatro.

De nueva cuenta se descubrió que apegarse a ese régimen daba magníficos resultados. Un 87% de los miembros del grupo recién diagnosticado y 50% de los del otro grupo lograron que sus azúcares en ayunas volvieran a la normalidad sin medicación.

¿Preocupa al profesor Taylor que la gente siga este régimen fuera de un apropiado ambiente clínico?

"No", contestó él, "aunque con dos reservas específicas, relacionadas ambas con medicamentos. Si una persona está bajo tratamiento con antihipertensivos, debería hablar con su médico sobre la conveniencia de reducirlos o interrumpirlos, antes de emprender la dieta. La presión arterial decrece con ésta y podría bajar demasiado por efecto de tales medicamentos. De igual forma, los fármacos para aminorar la glucosa cuyo nombre empieza con G, como glibenclamida o gliclazida, quizá deberían interrumpirse para evitar que provoquen un descenso anormal de la glucosa en la sangre."

¿Qué podría decirles a quienes temen los posibles riesgos de seguir durante dos meses una dieta baja en calorías?

"Se exagera al decir que es peligroso ayunar. En parte esto se relaciona con dietas de 400 calorías de baja calidad que se practicaron hace mucho en Estados Unidos durante periodos prolongados. Una dieta balanceada de 800 calorías en ocho semanas no me causa la menor inquietud, aunque lo ideal es que la gente comente sus planes con su doctor o grupo de diabetes para disponer de asesoría médica personal."

¿Qué opinión le merecen las personas que siguen este régimen con alimentos naturales en lugar de batidos de dieta?

"Es preferible que sea así. Cuando se dio a conocer esta dieta, 77 individuos la asumieron por iniciativa propia, y la mitad de ellos ingirieron alimentos naturales. Bajaron tanto como lo que nosotros logramos con nuestros pacientes en condiciones controladas. Es posible conseguirlo."

El equipo del profesor Taylor ha demostrado que la diabetes tipo 2 puede revertirse en personas motivadas. Ahora lo importante es probar esta idea a mayor escala, descubrir quiénes son los más indicados para hacerla suya y, decisivamente, ver qué sucede a largo plazo.

En la actualidad él y sus colegas, entre quienes está Mike Lean, profesor de nutrición humana de la Glasgow University, participan en un estudio mucho más amplio. Voluntarios de la Diabetes Remission Clinical Trial (DiRECT) fueron asignados aleatoriamente a continuar con su tratamiento de diabetes tipo 2, o a seguir la dieta de 800 calorías diarias. Este experimento durará cinco años e involucrará a más de treinta consultorios del Reino Unido.

Entre tanto, muchos individuos han tomado el asunto en sus manos.

"Justo cuando me disponía a morir ¡me enteré de una cura para esta enfermedad!"

Carlos Cervantes debería estar muerto. Él no tiene la menor duda de eso. Justo antes de que este estadunidense de 55 años de edad descubriera la labor del profesor Taylor —por accidente, como se verá más adelante—, arribó a la conclusión de que había llegado su hora. "Decidí que aquél era un buen verano para morir", me dice. "No fue una crisis de depresión. Era una evaluación realista de mis circunstancias."

Esto era lo que él enfrentaba: pesaba 136 kilos, su cintura medía 142 centímetros, los dedos de los pies ya empezaban a ponérsele negros, tenía una infección de hongos en el oído y su médico le había advertido que una rebelde úlcera en el pie merecería amputación. Unas muletas descansaban detrás de su lecho en su remota casa en las laderas del volcán Santa Elena, en el estado de Washington. Las inyecciones de insulina ya no surtían efecto. Cuando se hizo una prueba de azúcar, la máquina no pudo procesar su lectura. Lo intentó varias veces. Sus cifras eran tan altas que excedían la escala.

Existían muchas razones por las cuales este individuo de dulce voz se sentía desesperado. He aquí algunas de ellas:

1. *Su médico se había rendido.* "Fue muy traumático", recuerda. "No recibía ninguna ayuda y no sabía qué me pasaba. Estaba muy enfermo." Terminó por llamar "MakeFatMan" a la metformina, porque un efecto secundario en él le ocasionaba más aumento de peso. Tiene un agudo sentido del humor.

2. *Sufría una severa diabetes tipo 2.* Cuando un hongo se alimenta del azúcar en tu sangre, estás hablando de síntomas de límite. Según los profesionales médicos a los que entrevisté, la diabetes tipo 2 es una enfermedad progresiva y Carlos parecía estar en sus últimas etapas.

3. *Ya había seguido muchas dietas. Ninguna le había dado resultado.* Tras la muerte de su madre, debido a un cáncer cuando él tenía cinco años, utilizó la comida para compensar su pérdida emocional. Tenía nueve años cuando, abatido y con sobrepeso, hizo su primer intento por adelgazar, la dieta Atkins. "No me sirvió de nada", dice entre risas. "En realidad, nada me sirvió nunca; bajaba de peso y lo recuperaba por completo." Su debilidad eran los brownies de chocolate. Y luego otros más.

4. *Estaba muy estresado.* Varios reveses lo habían trastornado emocionalmente: un prometedor negocio inmobiliario había sido devastado por la crisis del crédito y sus preocupaciones financieras lo abrumaban.

Un día se enteró de la dieta Newcastle por casualidad, en el noticiario de Al Jazeera. Un reporte de dos minutos. "Justo cuando me disponía a morir ¡me enteré de una cura para esta enfermedad!" ¿Qué sintió entonces?

"¡Por poco abro un agujero en el techo!", responde. "No podía creer lo que acababa de oír." Hizo sus propias indagaciones en línea y encontró una dirección electrónica del profesor Taylor. Dice: "Supe que mi médico me iba a decir que esto no funcionaría, así que decidí tomar el asunto en mis manos."

No soportó los batidos recomendados, así que comía principalmente alimentos naturales, aunque distintos a los que consumía antes y en mucha menor cantidad: verduras, frutas, pollo magro, ensalada. Cada día pesaba cuidadosamente todo; si comía queso, medía una rebanada. El décimo día su azúcar bajó por primera vez. A los 64 días había perdido 30 kilos, equivalentes al peso de un setter irlandés adulto. Cuando llegó a su objetivo de 78 kilogramos, la diabetes había desaparecido. "Sané más allá de todas mis expectativas", dice. "Incluso yo llamaría a ésta una cura sobrehumana."

Desde entonces ha cambiado su manera de comer... en casi todo momento.

Calcula que ingiere 95% de comida saludable y 5% de alimentos chatarra. "El centro de mi plato lo ocupa una pila de verduras frescas cocidas al vapor, rodeada de cereales buenos para la salud. Al lado hay una pieza de pescado o pollo." En ocasiones, aún come chocolate, pastel o helado y totopos, aunque dice que esto ya no le afecta como antes. "Cuando tenía diabetes, no podía comer nada de eso. La dieta limpió mi hígado y mi páncreas. Ahora no me es fácil volver a subir; puedo adelgazar muy pronto. Es como si mi cuerpo trabajara metabólicamente otra vez como el de un chico."

Su talla de pantalones es ya de 32 pulgadas (81 centímetros). "Me agrada la persona que ahora veo en el espejo", dice. "Aunque a veces me cuesta trabajo reconocerme; había sido patológicamente obeso durante toda mi vida adulta."

Carlos es hoy un miembro de un grupo de apoyo para personas con problemas alimentarios. Él inició nuestra conversación con estas palabras: "Haré lo que sea con tal de llevar un mensaje de recuperación y esperanza a cualquier diabético." No te engañes; lo dice completamente en serio.

3 ¿Estás en riesgo de contraer diabetes tipo 2?

Existe un vínculo estrecho, aunque no inevitable, entre el peso y el riesgo de desarrollar problemas de azúcar en la sangre. Esto también depende de tu edad, género y origen étnico.

Si eres de ascendencia blanca europea, tienes más del doble de probabilidades de desarrollar diabetes tipo 2, si tu índice de masa corporal (IMC) es superior a 30kg/m^2 que si es inferior a 25kg/m^2.

Como los hombres tendemos a engordar alrededor del estómago, desarrollamos diabetes tipo 2 a menores niveles de IMC.

Si eres del sur de Asia, chino, afrocaribeño o de ascendencia negra africana, tu riesgo de contraer diabetes tipo 2 es mayor. Tendrás diabetes a un menor nivel de IMC, a más temprana edad y pasarás de prediabético a diabético dos veces más rápido.

De ahí que en un país como Vietnam, el cual ha adoptado el estilo de vida occidental, se amputen ahora más extremidades —por complicaciones de la diabetes— que en lo más álgido de la guerra en esa nación.

Un padecimiento que solía ocurrir principalmente en ancianos ahora se presenta en los jóvenes. Este riesgo es más grave aún entre los 30 y 50 años. Como me dijo un experto: "Un hombre de 45 años que contrae diabetes tipo 2 tendrá quizá su primera complicación sustancial trece años después. Suele hablarse en términos de menor esperanza de vida, pero tener 45 años y saber que podrías verte obligado a dejar de trabajar en forma prematura y ser incapaz de sostener a tu familia es, sin duda alguna, una experiencia aterradora".

¿Estás en riesgo de contraer diabetes tipo 2?

1. ¿Uno de tus padres o hermanos es diabético?	1 punto
2. ¿Estás bajo tratamiento de hipertensión?	1 punto
3. ¿Eres de origen étnico no blanco?	1 punto
4. ¿Tienes entre 50 y 59 años?	1 punto
5. ¿Eres mayor de 60?	2 puntos
6. ¿Tu cintura es mayor de 90 centímetros pero menor de 107?	1 punto
7. ¿Tu cintura es mayor de 107 centímetros? (Mídela a la altura del ombligo, no de donde cuelgan tus pantalones.)	2 puntos
8. ¿Tu índice de masa corporal es de 25-30?	1 punto
9. ¿Tu IMC es de 30-35?	2 puntos
10. ¿Tu IMC es superior a 35?	3 puntos

(Para obtener tu IMC, visita un sitio web como www.nhs.uk/tools/pages/healthyweightcalculator.aspx, que lo calculará por ti.)

Suma tu puntuación total:

Menos de 3 puntos: tienes bajo riesgo de ser diabético tipo 2 en los próximos diez años.

3-5 puntos: tienes un riesgo moderado de ser diabético, el cual aumentará a medida que envejezcas. Revisa tus azúcares en la sangre y piensa en hacer cambios de estilo de vida para reducir ese riesgo.

Más de 5 puntos: tienes alto riesgo de ser diabético. Hazte exámenes de azúcares en la sangre y procura hacer cambios de estilo de vida, como una significativa pérdida de peso y más actividad.

"La vida me ha dado otra oportunidad"

Cassie tenía apenas 24 años y estaba embarazada cuando inició su tratamiento contra la diabetes. Mientras esperaba a su hija, Grace, había desarrollado lo que se conoce como "diabetes gestacional".

La diabetes gestacional es muy común; 18% de las mujeres embarazadas la padecen. Nadie sabe cuál es su causa, pero una teoría sostiene que las hormonas que se producen durante el embarazo bloquean a los receptores de insulina, con lo que aumenta el nivel de azúcar en la sangre. Normalmente esta afección desaparece una vez que se da a luz.

El nivel de Cassie era tan alto que se le administraba insulina. Ella esperaba que las cosas mejoraran tras el nacimiento de su hija, pero no fue así.

Como muchas otras personas con una compleja relación con la comida, Cassie tiene un juicio muy agudo sobre lo que sucedió después. "Entré en el ciclo de la culpa. Me sentía culpable de ser diabética y con un bebé. Culpable de lo que comía. Una cosa activaba la otra. Al final parecía inútil tratar de hacer algo al respecto, ¡y entonces comía más!"

Estudiaba enfermería. En el trabajo veía a personas con diabetes tipo 2 y todas las complicaciones que ocasiona esa enfermedad.

Como le dijeron que evitara alimentos grasosos, se atiborraba de carbohidratos. Su desayuno consistía en cereal y pan tostado, su comida en sándwiches y la cena solía constar de comidas preparadas. Comía en secreto, porque tenía hambre todo el tiempo, quizás a causa de la insulina que le inyectaban. En los cuatro años siguientes aumentó de peso en forma considerable.

Cuando me mandó un correo, estaba tan desesperada por cambiar que había pensado en hacerse una cirugía de pérdida de peso. Había probado todas las dietas imaginables, como las de Weight Watchers y Slimming World, y nada le había dado resultado.

Quise ayudarla, pero recibía dosis tan altas de insulina que me preocupó lo que pudiera pasar. Así, le di sus datos a Clare, mi esposa, quien es médica general y atiende a muchos diabéticos.

Clare sostuvo una charla con ella y se enteró de que tenía un comprensivo consultor diabético. Significativamente, también sabía con toda precisión cómo ajustar su insulina para evitar cuadros repentinos de "hipos", es decir, hipoglucemia (cuando el azúcar baja de manera peligrosa debido a medicamentos contra la diabetes). Así tranquilizada, Clare le dio luz verde. Le explicó los principios de la dieta de 800 calorías y le indicó los alimentos que podía comer y los que no. Le ofreció apoyo regular por correo o teléfono.

Cassie no sabía si podría apegarse a lo que parecía ser un régimen difícil, pero tenía dos poderosas motivaciones. Primero, Grace; no quería que su hija creciera con una mamá enferma e incapacitada. Segundo, había tocado fondo. "No tenía nada que perder", dice.

Le sorprendió que no tardara mucho en adoptar un nuevo hábito. Los primeros días fueron duros —"Fue como si mi estómago se consumiera a sí mismo"—, pero pronto adoptó una rutina a su medida. Muchas proteínas y verduras, nada de carbohidratos refinados. En la noche consumía una porción menor de lo que su esposo cenaba, una ensalada o *fritura*.

Asombrosamente, en sólo una semana dejó de sentir hambre. Por primera vez en su vida ya no le obsesionaba la comida. Fue una revelación.

En menos de dos semanas pudo interrumpir su insulina y metformina. Ya no las necesitaba, porque sus azúcares en la sangre habían vuelto a la normalidad. Y ahí se quedaron.

Permaneció a dieta ocho semanas y bajó poco más de 20 kilos. "Me siento increíble. Ya no pienso en la comida. Estoy llena de energía. Feliz. Creo que la vida me ha dado otra oportunidad. Por primera vez siento que tengo el control."

Un par de meses después de haber dejado de tomar sus medicamentos, envió un correo para informar que, luego de años de intentarlo, estaba embarazada otra vez.

"Tuve una conversación con mi partera y me dijo que algunos estudios han demostrado que los ovarios poliquísticos, que es lo que yo tengo, pueden deberse a una alta cantidad de insulina en la sangre... Ella cree que me embaracé gracias a que pude dejar la insulina. Así que no puedo agradecerles lo suficiente, porque no sólo me han librado de la comida y me han puesto a cargo de mi existencia, sino también que me han ayudado a hacer posible este pequeño milagro, que nunca creí que sucedería."

Estrés: el poderoso papel que desempeña

Como demuestra claramente Cassie, los alimentos se asocian con la manera en cómo nos sentimos. Emociones como el estrés, el enojo, el miedo y la ansiedad nos mueven a buscar el pan, lo que a su vez provocará que nuestra azúcar en la sangre se vuelva loca.

Pesares, divorcio, estrés en el trabajo, desempleo; entre más conversaba con la gente para este libro, más me daba cuenta de lo mucho que nuestras emociones están enlazadas con el azúcar en la sangre. Casi todas esas personas podían remontar sus problemas a un trastorno emocional.

Hace más de un siglo, Henry Maudsley, uno de los fundadores de la psiquiatría moderna, señaló que los problemas relacionados con el azúcar se derivaban a menudo de un trauma súbito. Reportó la historia de un soldado que, tras descubrir que su esposa tenía un romance, desarrolló diabetes tipo 2.[1] En fecha más reciente, Walter Cannon, científico de Harvard y el inventor del término "fight or flight" (pelear o huir), descubrió que el azúcar en la sangre de los gatos subía cuando se asustaban o estresaban.[2]

¿Qué ocurre entonces? Emociones negativas o estresantes como el enojo, la frustración o la tristeza elevan los niveles de las hormonas del estrés en el cuerpo, como la adrenalina y el cortisol. Estas hormonas forman parte de nuestra reacción de pelear o huir, diseñada para ayudarnos a sobrevivir en momentos de crisis, poniendo glucosa a nuestra disposición para que podamos usarla como combustible. Un estudio de saltadores de *bungee* no diabéticos determinó que el estrés provocado por el salto eleva el nivel de azúcar en la sangre en forma significativa. Esto es justo lo que un no diabético desea, pero no quien tiene problemas con su nivel de azúcar.

Las hormonas relacionadas con el estrés hacen que los músculos y tejidos sean más resistentes a la insulina. Inducen al hígado a liberar más azúcar en la sangre, impiden que el páncreas produzca insulina y obstruyen la capacidad de ésta para introducir azúcar en las células.

Este escenario genera frustración, tristeza y enojo. Y para subirte el ánimo… comes más.

> "El padre que conocíamos había desaparecido bajo
> un velo de depresión, vergüenza, inseguridad y dolor."

Anthony y Ian Whitington no se dieron cuenta de que su padre, Geoff, había caído en una depresión relacionada con la diabetes hasta que ya era muy tarde. Geoff había sido diagnosticado a los 50 años. "Aceptó la diabetes como una enfermedad más", recuerda Anthony, "y nosotros hicimos lo mismo." Sabían que él tomaba medicamentos contra el colesterol alto y presión arterial. "Pero la noticia de su diabetes pasó inadvertida. Él no nos la dio. Todo se redujo a más fármacos que tomar."

El médico de Geoff podría haberlo motivado a cambiar, pero no lo hizo. Restó importancia a su mal. Le dijo que eso era algo con lo que podía vivir, algo que podía manejar.

Los médicos muy atareados han desarrollado cierta forma de "indefensión adquirida". Saben que es raro que las indicaciones dietéticas estándar sean escuchadas o seguidas, así que ven subir de peso a sus pacientes y les recetan resignadamente más medicamentos.

Geoff inició con desgano una dieta baja en grasas, pero como no veía muchos cambios pronto empezó a comer en secreto. Puede que la comida rápida lo estuviera matando lentamente, pero era su forma de levantarse la moral. Iba a McDonald's y escondía las envolturas antes de llegar a casa, momento en el que se sentaba a cenar como si no hubiera comido nada desde la hora del almuerzo. Su esposa, Marion —quien trataba de hacerle platillos más sanos en casa—, ignoraba que él comía doble.

Once años después de su diagnóstico, Geoff desarrolló una úlcera en el pie derecho, mientras que el izquierdo evolucionó a pie plano. Ambos factores pueden desembocar en amputación. Tenía neuropatía en los dedos; podía tocar cosas calientes sin notarlo. Se aislaba cada vez más. "El padre que conocíamos había desaparecido bajo un velo de depresión, vergüenza, inseguridad y dolor", dice Anthony.

Éste, quien trabaja en finanzas, y su hermano Ian, productor de documentales, decidieron intervenir: idearon un plan para filmar a su papá. Le dijeron que harían un documental sobre la diabetes tipo 2, aunque lo que realmente buscaban era volver a interesarlo en la vida. "Al principio, él sólo nos siguió la corriente, pensando que era uno más de nuestros locos proyectos", dice Anthony entre risas.

El resultado es una muy conmovedora —y divertida— película, titulada *Fixing Dad*. Geoff ya no tiene diabetes. Los resultados de sus exámenes médicos solían ser estratosféricos. Ahora oscilan en la gama normal.

¿Cómo lo logró? Sus hijos lo sometieron a una dieta muy baja en calorías y le pidieron que tomara con su teléfono una foto de cada una de sus comidas (para hacerlo responsable de todo lo que consumía). Consiguieron que dejara sus comidas tradicionales y lo incitaron a probar nuevos alimentos.

Había discusiones en el supermercado —"Mucha tensión, muchos forcejeos; todos éramos muy obstinados"—, pero Geoff perdió 8 kilos en las dos primeras semanas.

Sus hijos habían investigado las evidencias a favor de la rápida pérdida de peso, la cual puede revertir la diabetes, y creyeron que podían resolver los problemas de azúcar en la sangre de su padre, igual que su depresión. "Nos aferramos a la idea de que esta enfermedad podía revertirse. Eso nos animó mucho. Nos dijimos: 'Si esa dieta ya le sirvió a alguien, tal vez también pueda servirle a papá'. Éste fue un mensaje importante, el de que esa afección es *reversible*".

El ejercicio pasó a formar parte gradual de la nueva vida de Geoff. Él adoptó el ciclismo. El ejercicio lo hacía sentir bien consigo mismo. Como parte de la película, sus hijos lo retaron a probar nuevas ideas: paracaidismo, remar en ríos rápidos.

Además de bajar de peso —38 kilogramos—, el estado anímico de Geoff mejoraba de modo paulatino. "Él es totalmente diferente ahora", dice Anthony. "Su aura, la forma en que se proyecta; cree en sí mismo. Cree que puede lograr cosas." Tanto así que se ha vuelto un campeón contra la diabetes. Un hombre que pasó sentado en casa la última década, ahora se presenta en compañías para decirle al personal cómo puede recuperarse de la diabetes.

Curiosamente, Geoff pasó la mayor parte de su carrera como guardia nocturno. En un estudio de 2010 se probó a nueve adultos sanos para ver qué efecto tenía la privación de sueño en la resistencia a la insulina.[3]

En una noche se permitió a los individuos dormir hasta 8.5 horas (de las once de la noche a las siete y media de la mañana). En otra, se les permitió dormir sólo cuatro horas (de la una a las cinco de la mañana). El tiempo de sueño real promedio fue de 7 horas 34 minutos y 3 horas 46 minutos, respectivamente.

Los resultados muestran que privar de sueño en una sola ocasión basta para incrementar la resistencia a la insulina. En el estado de privación de sueño, la producción interna de azúcar fue más alta y el acceso de la glucosa a las células musculares fue menor.

Menos de cuatro horas de sueño no es mucho. Pero en esos individuos se observó más resistencia a la insulina después de sólo una noche de privación. Es posible que una privación de sueño menos extrema durante periodos largos también represente riesgos para al cuerpo.

Más adelante te proporcionaré algunas técnicas para controlar el estrés.

4 Adopción de un régimen bajo en carbohidratos

En el capítulo uno expliqué por qué ahora tantos expertos creen que la obsesión de que "todo sea bajo en grasas" contribuyó a intensificar el excesivo consumo de carbohidratos baratos y fáciles de digerir, lo que a su vez promovió el reciente aumento de la obesidad.

Entre los carbohidratos fáciles de digerir se encuentran todas las formas de azúcar (las incluidas en los refrescos están entre las más agresivas) y muchos alimentos procesados (hoy se añaden azúcares a una enorme gama de alimentos), así como galletas, pasteles, cereales para el desayuno, incluso arroz, pasta y pan.

Pese a ello, la recomendación estándar para los diabéticos tipo 2 sigue siendo "Consume una dieta baja en grasas". Se les dice que deben reducir el consumo de azúcar pero, al mismo tiempo, basar sus platillos en alimentos con almidones como papas, arroz y pasta. Se alienta el consumo de pan, lo mismo que el de cereales para el desayuno. Hace poco estuve en un hospital de Londres charlando con un señor de 55 años de edad a quien estaban a punto de amputarle una pierna a causa de su diabetes tipo 2. Cuando le pregunté qué le habían dado de desayunar esa mañana, contestó: "Me dieron a escoger entre pan blanco y hojuelas de maíz".

Hace veinte años habría podido perdonarse el hecho de alimentar a diabéticos con esa clase de alimentos. Pero desde entonces ha habido, literalmente, docenas de estudios que han demostrado, una y otra vez, que ésa no es la dirección correcta.

Una reciente revisión de veinte pruebas aleatorias controladas, las cuales implicaron a más de 3,000 diabéticos tipo 2, determinó que si quieres perder peso, mejorar tu colesterol y afianzar el control de tu azúcar en la sangre, tu apuesta más segura es una dieta mediterránea baja en carbohidratos. Ésta es una dieta moderadamente alta en grasas y baja en carbohidratos muy procesados.[1]

¿Qué es una "dieta mediterránea"?

La dieta mediterránea se ha vuelto increíblemente popular, ya que varios estudios han demostrado que reduce en forma significativa el riesgo de enfermedades del corazón, diabetes tipo 2 y quizás el mal de Alzheimer. No es una dieta que la mayoría de la gente asocie con el Mediterráneo. No contiene pizzas ni pastas. En cambio, enfatiza el consumo de frutas, verduras, pescados grasos, nueces y aceite de oliva. El yogur y el queso se aceptan de muy buena gana, lo mismo que una copa de vino tinto al cabo del día (aunque esto es opcional). Hay carbohidratos en esta dieta, pero del tipo que tu cuerpo tarda más en descomponer y absorber. Esto significa legumbres (frijoles, garbanzos, lentejas), no pasta, arroz ni papas. Creo que esta forma de comer es fabulosamente saludable y apetitosa. Posee muchos de los mejores rasgos de las dietas bajas en carbohidratos y los vuelve más sabrosos. Más adelante entraré en detalles acerca de cómo *mediterranizar* tu dieta. En realidad, lo que yo llamo el "plan M" es la esencia de la dieta del azúcar.

El momento eureka del doctor Unwin

Luego de treinta años como médico familiar, David Unwin era cada vez más pesimista respecto a sus pacientes.

"No entendía por qué un creciente número de ellos llegaban a la clínica con sobrepeso y diabetes tipo 2, a veces décadas antes de lo previamente normal", explica. "No sabía cómo ayudarlos. La mayoría de las veces les daba medicamentos."

Un día llegó a verlo una expaciente de diabetes que ya estaba libre de la enfermedad. "Me dejó perplejo. Y como siempre me han fascinado las historias de éxito, le pregunté qué había hecho."

Ella contestó: "No le va a gustar, doctor". Había leído sobre los beneficios de una dieta baja en carbohidratos y alta en grasas, y le dio una oportunidad.

El doctor Unwin hizo algunas indagaciones y pronto se convenció de que parte del problema para los diabéticos tipo 2 es que su metabolismo ya no puede lidiar con el azúcar. "Ésta se ha vuelto casi un veneno", dice. La solución obvia es reducir no sólo el azúcar, sino también los alimentos que se convierten rápidamente en azúcares cuando entran al organismo.

Someter a pacientes a una dieta baja en carbohidratos sigue siendo para muchos médicos una moda efímera, así que, pese a la suspicacia de sus colegas, el doctor Unwin decidió hacer un pequeño experimento. Reclutó a 19 pacientes con diabetes tipo 2 o prediabetes y les dio una hoja que contenía una dieta muy simple.

"Reduce mucho los carbohidratos con almidones (recuerda que son sólo azúcar concentrada)", decía. "De ser posible, reduce todo lo blanco, como pan, pasta y arroz. En cuanto al azúcar, elimínala por completo, aunque estará presente en los arándanos, fresas y frambuesas que podrás comer libremente."

En cambio, los pacientes eran alentados a comer más proteínas, mantequilla, yogur entero y aceite de oliva: "COMER MUCHAS VERDURAS CON PROTEÍNAS Y GRASAS TE HACE SENTIR SATISFECHO MÁS TIEMPO", escribió con mayúsculas.

Movido por un espíritu de solidaridad, aunque también por el deseo de adelgazar un poco, el doctor Unwin se puso a dieta con sus pacientes. Su esposa, quien es psicóloga clínica, trabajaba con ellos en los aspectos emocionales de la pérdida de peso. Más que concentrarse en las desventajas de la diabetes tipo 2, ayudaba de manera crucial a los pacientes a fijarse en los aspectos positivos de perder peso.

Un paciente desertó pronto, pero los demás descubrieron que apegarse a la dieta era fácil y simple. Comenzaron con un peso promedio de 100 kilos, y durante los ocho meses de la prueba bajaron más de 9, sobre todo en la cintura.[2]

Siete pacientes dejaron de tomar medicamentos y la mayoría reportó más energía y bienestar, lo que a su vez significó que estaban más dispuestos a hacer ejercicio.

Al final, sólo 2 de los 19 tenían aún mucha azúcar en la sangre, pero incluso ellos habían mejorado enormemente.

También hubo grandes mejoras en presión arterial y colesterol, pese al hecho de que los pacientes comían ahora más huevos y mantequilla.

Al doctor Unwin le impresionó el entusiasmo con que sus pacientes tomaron el control de su vida para no depender de él en la resolución de sus problemas. Y otras personas a las que originalmente no se incluyó en el experimento pidieron que se les incorporara a él.

"Me preocupaba qué pensarían los demás médicos de la clínica", recuerda. "Temía que creyeran que yo aceptaba algo considerado como mera palabrería. Pero el éxito de mis pacientes me dio valor."

Los pacientes que bajaron de peso lo han mantenido bajo control y muchos otros ya han pasado también por este programa, lo que ha ahorrado a la clínica del doctor Unwin más de 15,000 libras esterlinas al año en su presupuesto de medicamentos contra la diabetes. Asimismo, el número de pacientes obesos se ha contraído en forma sustancial. "Todo se reduce a ver el potencial en la gente. A darle una opción", dice.

¿Se te antojan mucho los carbohidratos?
¿Eres adicto a ellos?

Contesta este breve cuestionario sobre tu relación con los carbohidratos.

¿Obtienes una recompensa instantánea o un "levantón" tan pronto como consumes alimentos dulces, con almidones o refinados?	Sí/No
¿Comes cinco o más porciones de carbohidratos casi a diario (lo que, además de golosinas, incluye pasta, pan, papas, arroz y cereales)?	Sí/No
¿Tomas con frecuencia bebidas endulzadas o saborizadas (incluyendo jugos de frutas y bebidas edulcoradas)?	Sí/No
¿Sueles consumir refrigerios entre comidas?	Sí/No
¿Comes tres o más porciones de fruta al día?	Sí/No
¿La mayoría de tus comidas suelen incluir generosas raciones de alimentos ricos en carbohidratos, de manera que obtienes más de 30% de tus calorías a partir de carbohidratos almidonados y refinados (lo que incluye pan, pasta, papas, arroz y cereales)? (¡Las versiones integrales de todos estos productos también son carbohidratos almidonados!)	Sí/No
¿Acostumbras comer para sentirte bien, por ejemplo cuando estás desanimado, bajo presión o después de una discusión?	Sí/No
¿Consumes porciones de gran tamaño?	Sí/No
¿Sueles sentirte insatisfecho, aun después de comer?	Sí/No
¿Ver, oler o pensar en alimentos tiende a estimularte a ingerir algo, pese a que acabes de comer o no tengas hambre?	Sí/No

¿Pierdes a menudo el control y comes mucho más de lo que deberías, sobre todo cuando consumes refrigerios, alimentos chatarra o golosinas? (Esto puede implicar comer hasta sentirte incómodo o enfermo, o hasta enfermar de verdad.)	Sí/No
¿Sueles justificar lo que comes pensando "Sólo esta vez", o "Después comeré mejor/empezaré la dieta/dejaré de hacerlo"?	Sí/No
¿Piensas mucho en comida? ¿Sueles descubrirte pensando en ella durante el día?	Sí/No
¿Comes en secreto en ocasiones?	Sí/No
¿A veces consumes refrigerios a altas horas de la noche o a lo largo de ésta?	Sí/No
¿Tiendes a sentirte culpable o avergonzado de lo que comes, pero vuelves a consumirlo después?	Sí/No
¿Es común que se te antojen los carbohidratos o que sin ellos te sientas irritable, tambaleante, sudoroso o ansioso?	Sí/No

Suma el número de síes de tus respuestas y determina a cuál de los siguientes grupos perteneces:

0-3 Al parecer, no eres adicto a los carbohidratos.
Puedes consumirlos o dejarlos y es probable que tengas una actitud muy saludable hacia la comida.

4-8 Quizá seas adicto a los carbohidratos.
Te gustan, pero los mantienes a raya, tal vez con cierto grado de auto-control. Es probable que esto te resulte a veces un poco desafiante. El problema con los carbohidratos es que entre más comes, más quieres. Son una pendiente resbalosa.

9-13 Eres moderadamente adicto a los carbohidratos.
Comes mucho más de lo que te hace bien y esto te hace sentir mal. Tal vez tienes hambre casi todo el tiempo, no dejas de pensar en la

comida y a veces tienes que esforzarte por controlar tus antojos, como resultado de cierto grado de resistencia a la insulina. Podrías estar en riesgo de desarrollar diabetes, si no es que ya la tienes. Valdría la pena que te hicieras revisiones de salud con regularidad.

14-17 Eres muy adicto a los carbohidratos.

Evitarlos es todo un reto para ti. Quizás estás hambriento siempre, no dejas de pensar en la comida; te sientes mal y culpable por tu alimentación. Es muy probable que tengas resistencia a la insulina (síndrome metabólico). Dada la cantidad de carbohidratos que consumes y tu insana relación con ellos, estás en grave riesgo de desarrollar diabetes, si no es que ya la tienes. Es indispensable que te hagas revisiones de salud con regularidad.

La verdad sobre los carbohidratos

Esto no quiere decir que todos los carbohidratos sean malos. Junto con las grasas y las proteínas, desempeñan un papel importante en nuestra dieta. El problema ocurre cuando comes demasiados del tipo equivocado. En general, los carbohidratos se dividen en dos categorías:

Fáciles de digerir
Son los que tu cuerpo asimila rápidamente y producen un aumento instantáneo de azúcar en la sangre. Incluyen no sólo el azúcar que le pones al té, o que bebes en refrescos, sino también "azúcares naturales" como la miel de abeja y de maple, el néctar de agave, etcétera. Los alimentos procesados están repletos de azúcares.

También son "carbohidratos fáciles de digerir" los almidones como el pan, arroz, pasta y papas. Esto no significa que el arroz y las papas sean malos, sólo que no debes llenar tu plato con ellos. Concíbelos como una guarnición más que como un plato básico y busca opciones.

Complejos no refinados

Son el tipo "bueno" que contiene mucha fibra, lo que los vuelve difíciles de asimilar. La absorción lenta es buena. Ejemplo de ellos son las verduras, las legumbres y los cereales integrales.

Desafortunadamente es difícil encontrar "cereales integrales" de verdad. Pese a lo que diga el envase, la mayoría de los panes y cereales "integrales" que compras no son realmente integrales ya que están muy procesados. En algunos casos, los fabricantes ponen azúcar al pan integral para contrarrestar su sabor amargo.

Los carbohidratos fáciles de digerir son "los malos" porque aumentan el azúcar en la sangre y ocasionan sobreproducción de insulina. Pero ¿cómo puedes saber si los carbohidratos que comes son buenos o malos?

Una manera de saberlo es considerar su índice glucémico (IG). Los alimentos se clasifican a este respecto de 0 al 100 (valor máximo que corresponde al azúcar). Por lo general los carbohidratos no refinados tienen un bajo IG, lo que significa que aumentan lentamente el nivel de azúcar en la sangre, ayudándote a que te sientas más lleno durante más tiempo. Por su parte, los refinados suelen tener un alto IG, lo cual quiere decir que elevan pronto el azúcar en la sangre, la que, al desplomarse más tarde, te induce a comer más.

El IG mide la rapidez con que aumentan tus azúcares en la sangre. Pero la magnitud de ese aumento es resultado no sólo del tipo de comida que ingieres, sino también de la cantidad que comes. Del tamaño de tus porciones.

Para medir el impacto general de un alimento específico en tu azúcar debes calcular su carga glucémica (CG):

CG = (IG x cantidad de carbohidratos) dividido entre 100

Por ejemplo, una manzana tiene un IG de 40.
Contiene 15 gramos de carbohidratos, así que su CG =

$$(40 \times 15)/100 = 6$$

Si piensas que resulta complicado es porque lo es. Para comprenderlo apropiadamente, te recomiendo que visites la página de la University of Sydney, la cual ha estado a la vanguardia en la investigación del IG durante más de veinte años: http://www.glycemicindex.com

Los investigadores de Sydney señalan que, por regla general, no debes fiarte de carbohidratos con un IG mayor de 55 o una CG mayor de 20.

Entre los alimentos con alto IG/CG están el pan blanco, las hojuelas de maíz, el arroz blanco, las papas y los panecillos.

Entre los de bajo IG/CG se cuentan la mayoría de las verduras, nueces, semillas, cereales integrales (mijo, avena, centeno), hongos y casi todas las frutas.

A continuación se dan algunos ejemplos tomados de la página glycemicindex:

Alimento	IG (menos de 55 es aceptable)	CG (más de 20 es alta)
Zanahorias cocidas	33	2
Lentejas	22	4
Una manzana	40	6
Jugo de manzana	44	13
Puré de papas	83	17
Pasta blanca (cocida)	61	29
Pasta integral (cocida)	58	29
Arroz blanco	72	30
Arroz integral	48	20
Pan	69	24

Como puede verse, algunos de los alimentos que se nos insta a consumir, como pasta y arroz, tienen una CG muy alta. Optar por versiones de esos platillos básicos con menos CG produce significativas mejoras en el control del azúcar en la sangre.

El IG y la CG son útiles, pero hasta cierto punto. Basar enteramente lo que comes en tablas de IG te resultará estresante y complicado, porque, entre otras cosas, en ellas no se toman en cuenta otros dos importantes grupos de alimentos: las grasas y las proteínas. Prefiero un método mucho más simple, que detallaré más adelante.

Algo acerca de la fructosa

La forma de azúcar mas satanizada en los últimos años es la fructosa. ¿Qué es y por qué tiene tan mala fama?

La fructosa es una forma de azúcar que se encuentra normalmente en la fruta y el azúcar de mesa ordinaria. También se encuentra, en altas cantidades, en la miel de maíz, que en las últimas décadas se ha agregado a numerosos alimentos procesados y bebidas carbonatadas.

La fructosa es muy dulce, pero su principal problema es la forma en que el cuerpo la procesa. A diferencia de la glucosa, que puede ser absorbida por cualquier célula, la fructosa debe ser procesada por el hígado. En pequeñas cantidades es inofensiva, pero en las cantidades que hoy consumimos sobrecarga al hígado.

Una de las cosas que éste hace con el exceso de fructosa es convertirla en grasa. Sobrecárgalo de fructosa y tendrás un "hígado graso".

Para reducir la fructosa tienes que leer con atención las etiquetas de los alimentos, donde puede aparecer como "miel de maíz alta en fructosa", "miel con glucosa-fructosa" o incluso "isoglucosa".

Las frutas también contienen fructosa. Así, aunque es bueno comer cierta cantidad de fruta fresca, natural y con cáscara, intenta minimizar tu consumo de jugos y batidos cremosos de frutas, los cuales carecen de fibra. Un vaso pequeño de jugo de naranja tiene el doble de azúcar, el doble de calorías y la mitad de fibra que una naranja.

¿La fibra se considera buena todavía? Esto evoca los años setenta...

Sí, comer más fibra es otra manera de moderar el ritmo con que tu cuerpo absorbe azúcar. La falta de fibra en nuestra dieta es una de las principales causas de la actual epidemia de diabesidad. Un adulto promedio consume 15 gramos de fibra al día, cuando debería consumir al menos el doble. Los estudios sugieren que los pueblos de cazadores-recolectores contemporáneos (cuya dieta es la que más se parece a la de nuestros antepasados remotos) consumen por lo menos 100 gramos al día, y quizá más.

La fibra no sólo retarda la absorción de azúcares, sino que como pasa por el intestino delgado prácticamente sin ser digerida, también sirve de sustento a los billones de bacterias saludables que merodean en el intestino grueso. En tu estómago viven miles de especies de bacterias, un ecosistema tan rico como el que podrías encontrar en un bosque tropical húmedo, y tener la cantidad y el tipo correcto es importante para tu salud. Comer mucha fibra ayuda a que las bacterias "buenas" prosperen.

Puedes obtener cantidades razonables de fibra extra comiendo más frijoles, garbanzos, trigo bulgur, alcachofas, verduras de hoja verde, brócoli, coliflor, zanahoria, col, avena, nueces, frambuesa, zarzamora, manzana y pera.

5 El retorno de la dieta muy baja en calorías

Ya expliqué por qué reducir los carbohidratos fáciles de digerir ayuda a moderar tanto el hambre como el aumento drástico de azúcares en la sangre. Ahora deseo ocuparme de algunas de las posibles preocupaciones que tengas sobre la rápida pérdida de peso, antes de explicar la dieta del azúcar.

La mayoría de nosotros hemos oído incontables veces que quien baja pronto de peso lo recupera más rápido aún. Ésta es una parte clave de la cultura popular acerca de las dietas.

El otro día oí a un importante nutriólogo decir con absoluta seguridad a través de la radio: "Las dietas muy bajas en calorías (DMBC) son malas y no surten efecto. Hacerlas, ayunar o desintoxicarse con ellas no ofrece ningún beneficio. No pasan de ser buenos deseos".

Hace unos años yo habría estado de acuerdo con eso, y si me hubieras preguntado qué pensaba de la rápida pérdida de peso te habría dicho que es una terrible idea. Todos sabemos, habría añadido, de los peligros de las dietas yo-yo. Y también que, a largo plazo, la única forma eficaz de adelgazar es hacerlo gradual y sensatamente, reduciendo poco a poco el consumo de calorías para bajar de 500 gramos a un kilogramo a la semana. Pero eso fue antes de que me acercara seriamente a los aspectos científicos. Y resulta que gran parte de lo que antes aceptaba como "probado", en realidad se basa en meros mitos.

Es cierto que abundan los casos de efímeras dietas intensivas, desde el ayuno con limonada hasta la dieta de la sopa de col. Las versiones más recientes incluyen dietas de jugos y dietas purificadoras, que prometen hacerte bajar "7 libras en 7 días". Ahora bien, algunas de ellas producen una pérdida de peso impresionante, al menos al principio. El problema es que la mayoría son tan aburridas que resulta imposible sostenerlas. Más todavía, algunas no contienen suficientes proteínas, así que menoscaban tu masa muscular (la cual debes mantener para preservar tu ritmo metabólico y lidiar con el aumento de azúcar).

El otro problema es que las básculas mienten.

Así como los jockeys son capaces de deshacerse de unos kilos dos días antes de una carrera gracias al ayuno, al principio de una DMBC lo que pierdes es principalmente agua, no grasa. Los resultados iniciales son fabulosos; pero cuando haces alto, vuelve a acumularse agua… y peso.

Una de las dietas intensivas más infaustas de que se tenga memoria fue "la última oportunidad", promovida en la década de 1970 por el osteópata Robert Linn, quien llegó a pesar 107 kilos. Su interés en las dietas surgió luego de presentar palpitaciones cuando tenía cuarenta y tantos años. Experimentó con dietas líquidas altas en proteínas, adelgazó mucho y puso una clínica para bajar de peso. Después publicó un libro, que vendió más de 2.5 millones de ejemplares.

Junto con su aclamado libro también era posible comprar su milagrosa "dieta líquida de proteínas", Prolinn. Ésta aportaba menos de 400 calorías diarias, pero parecía dar resultado. Numerosas celebridades aseguraron en público que gracias a ella podían bajar hasta 4.5 kilos a la semana.

No obstante, tras el éxito inicial todo se vino abajo. La dieta de la última oportunidad hizo honor a su nombre. Hubo reportes de muertes y se pidió que la Oficina de Alimentos y Medicinas investigara. Aunque algunas de esas fatalidades parecen haber ocurrido entre personas que ya padecían una avanzada deficiencia cardiaca y que podían haber fallecido en cualquier momento, en algunos casos hubo evidencias de que esa dieta pudo haber causado daño al corazón a causa de lo que se identificó como "desnutrición de calorías proteínicas".

El asunto de las proteínas es que no son una fuente de combustible comparable a las grasas o los carbohidratos, sino, sobre todo, una fuente de aminoácidos. Entre otras cosas, éstos refuerzan los músculos y sólo se emplean como fuente de combustible cuando las reservas de grasas y carbohidratos comienzan a agotarse.

A diferencia de grasas y carbohidratos, las proteínas no se almacenan en el cuerpo. Si no obtienes las suficientes en tu dieta, tu organismo echará mano de tus músculos para complementar tus aminoácidos. Entre más tiempo pases sin ellos, más daño te producirás. Por eso es importante que, sea cual fuere la dieta que sigas, confirmes que es rica en proteínas de alta calidad.

El problema para quienes hacían la dieta de la última oportunidad y usaban Prolinn, o productos de imitación, fue que las proteínas contenidas en aquellos sobrecitos procedían principalmente del colágeno, proteína de baja calidad que se obtiene de los tendones, los ligamentos y la piel de animales. Vivir de piel y tendones químicamente predigeridos, obtenidos de animales de rastro, mejorados con saborizantes y endulzantes artificiales no tuvo nunca la menor probabilidad de acabar bien.

Entonces no es sorprendente que la dieta de la última oportunidad y otras de su tipo hayan proyectado una larga sombra sobre la reputación de las DMBC.

Pero como señalaron algunos de los principales expertos en obesidad de Estados Unidos en un artículo publicado en 2013 en el *New England Journal of Medicine*,[1] es un mito que la pérdida de peso lenta y gradual sea más efectiva que la rápida, aunque esto se haya repetido en libros de texto durante decenios.

Esos autores refieren (vale la pena leer el artículo) que innumerables pruebas han demostrado que "una inicial pérdida de peso más rápida y mayor se asocia con menos peso al final del seguimiento de largo plazo". En otras palabras, si tú quieres tener éxito en una dieta, quizá sea mejor que adelgaces rápida que lentamente.

Un reciente estudio australiano respalda estas afirmaciones.[2] En esta prueba se tomó a 200 voluntarios obesos, a la mitad de éstos se le asignó una DMBC (de menos de 800 calorías diarias). Su meta era perder 12.5% de su peso en doce semanas.

La otra mitad fue asignada a una dieta baja en grasas que aminoró su consumo diario normal en 500 calorías. A este grupo se le dio treinta y seis semanas para alcanzar una pérdida de peso similar a la del grupo rápido.

La tasa de deserción del grupo bajo en grasas fue muy alta: menos de la mitad de sus miembros cumplieron las treinta y seis semanas. Esto no es de sorprender: reducir grasas es difícil, y la gente suele sentirse frustrada por su lento progreso. En comparación, más de 80% de las personas asignadas al programa de rápida pérdida de peso alcanzaron su meta. El lado negativo fue que una de ellas desarrolló colecistitis aguda (inflamación de la vesícula biliar), quizás a causa de la dieta.

Katrina Purcell, la dietista que dirigió ese estudio, afirmó: "En todo el mundo se recomienda la pérdida de peso gradual para tratar la obesidad, en respuesta a la extendida creencia de que el peso rápidamente perdido se recupera más pronto. Sin embargo, nuestros resultados indican que eso vuelve más probable alcanzar un objetivo de pérdida de peso de 12.5% y que la deserción es menor".

Purcell cree que perder peso con rapidez motiva a la gente a apegarse a su programa, porque ve resultados inmediatos. Asimismo, una DMBC significa menos carbohidratos, lo que fuerza al cuerpo a quemar grasas con más celeridad.

Ambos grupos fueron seguidos otros tres años. Aunque la mayoría recuperó un poco de peso, las cantidades fueron similares en los dos grupos.

Al comentar esta investigación, el doctor Corby Martin y el profesor Kishore Gadde, del Pennington Biomedical Research Center, en Baton Rouge, escribieron: "Este estudio […] indica que, por lo que respecta a la pérdida de peso, un enfoque lento y estable no gana la carrera, y que el mito de que la rápida pérdida de peso asociada con una rápida recuperación de peso no es más cierto que las fábulas de Esopo".

El profesor Nick Finer, consultor endocrinológico y médico bariátrico de los University College London Hospitals, comentó: "Este estudio muestra claramente que la rápida pérdida de peso no conlleva una rápida recuperación de peso, sino que, en forma significativa, bien podría ser un método mejor, ya que más personas alcanzaron su objetivo y menos desertaron del tratamiento. Si asociamos estos hallazgos con los de otros grupos que han mostrado drásticas e inmediatas mejoras en diabetes y presión arterial mediante la rápida pérdida de peso (es decir, el grupo de Newcastle), resulta fácil concluir que el servicio nacional de salud debería tomar esto en cuenta en sus métodos de tratamiento".

El profesor Taylor asegura que hay un mundo de diferencia entre una dieta intensiva y la que él recomienda. "Una dieta intensiva tiene un elemento no planeado: se omite desesperadamente toda la comida y sólo se beben jugos verdes antes de regresar al régimen previo. Ése es un factor no planeado. Nosotros tenemos un método de alimentación planeado: reduce tu consumo de alimentos, mantenlo así ocho semanas y retrocede gradualmente para que termines comiendo menos de lo que acostumbrabas antes. Es común que la gente quiera seguir a dieta mucho tiempo, lo que se debe a que se siente muy bien. Les dice a casi todos: 'Me siento diez años más joven'. Lo que teme es volver a lo que la envenenaba tiempo atrás: el exceso de comida".

Su colega, el profesor Mike Lean, de la Glasgow University, también es categórico en que, para muchas personas, el camino a seguir es la rápida pérdida de peso. "Hacerlo poco a poco es una tortura. Contra lo que creen los dietistas, quienes adelgazan más rápida y enfáticamente tienen más probabilidades de no volver a subir a largo plazo. Los dietistas todavía enseñan que debes bajar de peso lentamente para controlarlo. Falso. Eso se basa, en gran medida, en la muy antigua dieta baja en calorías de la década de 1960, cuando la gente se ponía a régimen de manera intensiva sin un programa de mantenimiento. Si no tienes un programa de este tipo, por supuesto que recuperarás el peso que perdiste."

Hay personas que deberían ser prudentes al seguir una dieta baja en calorías, y las enlistaré en la sección "Antes de empezar", en la página 98. Pero para muchas otras, éste podría resultar su camino de vuelta a la salud.

Otros mitos comunes sobre la rápida pérdida de peso

No sirve de nada hacer una dieta de rápida pérdida de peso, porque días después de empezar caerás en modo de inanición, tu ritmo metabólico se retardará y tu pérdida de peso se detendrá.

Falso. El temor a caer en "modo de inanición" es común, y parece basarse, en parte, en el experimento de inanición de Minnesota, efectuado durante la Segunda Guerra Mundial. En ese estudio,[3] 36 voluntarios pasaron seis meses bajo una dieta baja en calorías que consistía, sobre todo, en papas, nabos, pan y macarrones. Este estudio se realizó para que los científicos supieran cómo tratar a las víctimas de inanición extrema en Europa.

Sin nada de grasa para comenzar, los voluntarios adelgazaron increíblemente y su ritmo metabólico se retardó. Sin embargo, es obvio que era una situación extrema.

Un experimento más reciente sobre los efectos a corto plazo de la restricción de calorías produjo resultados muy distintos. En este estudio,[4] se pidió a 11 voluntarios sanos sostenerse únicamente con agua durante 84 horas (poco menos de cuatro días). Los investigadores descubrieron que el ritmo metabólico de los voluntarios en realidad *subió* mientras ayunaban. Para el tercer día había aumentado en promedio 14%. Un motivo de esto puede haber sido la elevación de ciertas hormonas, aquellas que queman grasa.

A la larga tu ritmo metabólico se retardará, por rápido o despacio que adelgaces, sencillamente porque ya no cargas por doquier el equivalente a una maleta grande llena de grasa. Por eso es importante que mantengas un ritmo metabólico intenso haciendo ejercicios de fuerza (lo veremos más adelante) y permaneciendo activo conforme bajas de peso.

Es mejor fijar metas de pérdida de peso "realistas", porque si eres demasiado ambicioso te condenarás al fracaso.

Falso. Siempre nos han dicho que debemos ser realistas, y muchos juzgarían poco realista tratar de perder mucho peso a paso veloz. Pero las investigaciones demuestran que quienes comienzan con metas más ambiciosas tienden a bajar más. En un estudio,[5] se interrogó sobre sus metas a cerca de 2,000 hombres y mujeres con sobrepeso antes de que emprendieran un programa para adelgazar. Luego de ser seguidos durante dos años, aquellos con las "metas menos realistas" fueron los que habían bajado más.

Si reduzco drásticamente mis calorías, me sentiré hambriento todo el tiempo y abandonaré la dieta.

Falso. Muchas personas con las que hablé y que han seguido una DMBC me dijeron que el hambre suele desaparecer en menos de 48 horas. Algunas tienen problemas como dolores de cabeza, pero que tienden a aparecer por deshidratación. Uno pierde el líquido que normalmente tomaría junto con sus alimentos; además, conforme quemas grasa, pierdes agua. Si no bebes lo suficiente, tu presión arterial podría bajar y te desmayarías. Para prevenir esto, debes incrementar tu consumo de líquidos. Escribiré más sobre esto en el capítulo siguiente.

Sección II

La dieta del azúcar (da)

6 Los tres principios básicos de la DA y qué hacer antes de comenzar

Hasta aquí he explicado los antecedentes de la actual crisis de obesidad, subrayado los peligros derivados de la prediabetes y la diabetes, presentado el aspecto científico detrás del método de las DMBC y, espero, inspirado a los lectores con historias de personas que ya han tenido éxito con él.

Entonces es momento de pasar a los aspectos prácticos de la dieta. Ésta es una dieta audaz y radical que implica consumir 800 calorías diarias por hasta ocho semanas. Te ayudará a deshacerte rápidamente de tu grasa en el estómago (visceral). Una vez que tu nivel de grasa visceral comience a descender (lo que ocurrirá en cuestión de días), la grasa que obstruye a tu hígado se derretirá como nieve bajo un sol radiante. En semanas, tanto prediabéticos como diabéticos tipo 2 deberán ver su nivel de azúcar volver a la normalidad. Esto los dirigirá a un futuro de saludable esbeltez.

Sin embargo, éste no es un programa para bajar de peso una vez y dejarlo empolvándose en unas cuantas semanas. Forma parte de un plan de estilo de vida, basado en tres principios básicos, cuyo propósito es apoyarte no sólo mientras haces la dieta, sino también, y definitivamente cuando la termines y pases a la siguiente etapa de tu vida. Comprender y aplicar esos principios es importante para tu éxito a largo plazo.

Aquí tienes, pues, los tres principios básicos de la DA.

1. Vuélvete mediterráneo

En las páginas siguientes te presentaré un plan alimentario bajo en carbohidratos de estilo mediterráneo (plan M, para abreviar). Se trata de una deliciosa y saludable manera de vivir. Es baja en carbohidratos con almidones fáciles de digerir, pero abundante en vitaminas y flavonoides que combaten enfermedades. Es rica en aceite de oliva, pescado, nueces, frutas y verduras, pero contiene también muchas y muy sabrosas cosas que, al paso de los años, nos dijeron que no debíamos comer, como huevos y yogur entero.

En amplios estudios aleatorios, los investigadores han descubierto que, de un estilo mediterráneo de comer, la gente no sólo obtiene múltiples beneficios de salud, sino que además se apega a él (a diferencia de quienes siguen una dieta baja en grasas) porque lo considera fácil y disfrutable.[1]

Aunque se deriva de los hábitos alimenticios de personas que viven en los países mediterráneos, tú puedes aplicar los principios de la alimentación mediterránea a una extensa variedad de cocinas del mundo entero, desde la china e india hasta la mexicana o escandinava.

Todos los menús de este libro siguen los principios del plan M. En la siguiente sección describiré los cambios que deberás hacer a tu dieta para mejorar lo que llamo tu "puntaje M" y tu salud a largo plazo. Pero antes haré una breve descripción de los otros dos pilares clave de la dieta del azúcar, "Actívate" y "Pon en orden tu cabeza", los que se desarrollarán en detalle en los capítulos ocho y nueve.

2. Actívate

Todos sabemos que es muy importante ser más activos, pero pocos de nosotros buscamos el tiempo necesario para correr o ir al gimnasio con regularidad, o nos sentimos inclinados a hacerlo. Si tú piensas: "¡Debes estar bromeando! Es imposible que me active mientras reduzco mis calorías", tranquilízate. El programa de actividad que esbozaré en el capítulo ocho no te dejará exhausto ni hambriento. Mejorará tu humor y te facilitará la dieta.

Ser más activo es también la mejor manera de revertir la resistencia a la insulina, punto esencial de la mayoría de los problemas de azúcar en la sangre.

En "Antes de empezar" (página 98) te proporcionaré una forma sencilla de evaluar tu actual condición física y te enseñaré cómo mejorará ésta durante las ocho semanas de la dieta.

Comenzarás parándote y caminando más.

También tendrás que hacer una serie de ejercicios de fuerza y resistencia, desde el día 1 de la dieta y de modo progresivo durante las ocho semanas siguientes. No requerirás equipo especial.

Por último, se te presentará uno de los más grandes avances de la ciencia del deporte en la última década. Se trata de un cardioprograma que, en unas cuantas semanas, es capaz de mejorar significativamente tu condición aeróbica, la fuerza de tu corazón y de tus pulmones. El programa que se describirá en este libro ha sido diseñado para diabéticos y personas de escasa condición física, y te complacerá saber que no implica horas de práctica de *jogging*. De hecho, sólo requiere unos minutos a la semana. Es opcional, pero también muy eficaz, y algo que yo practico con regularidad.

3. Pon en orden tu cabeza

El último principio es poner tu cabeza donde debe estar: aprender a eliminar tu estrés y a contener tu alimentación impulsiva.

Todos sabemos que cuando las cosas marchan mal, nos resulta muy fácil buscar un pan o un reconfortante trozo de pastel alto en calorías. Esto es el cortisol (la hormona del estrés) en acción. Además de impulsar la "alimentación de consuelo", el cortisol vuelve a tu cuerpo más resistente a la insulina, lo que te provoca hambre. Todas éstas son buenas razones para bajar tus niveles de estrés.

Hace poco, mientras producía un documental científico sobre el cerebro (*The Truth about Personality*), investigué diferentes maneras de reducir el estrés y aumentar la resiliencia; la que me pareció más eficaz fue la toma de conciencia. Ésta es una versión moderna de la meditación, la cual se ha practicado en todas las grandes religiones.

En fechas recientes, la toma de conciencia se ha puesto crecientemente de moda entre las celebridades, los líderes de negocios y los atletas. La razón: funciona. Unas breves sesiones de toma de conciencia a la semana bastarán para que reduzcas tu estrés y tu ansiedad.[2] Yo era escéptico al respecto antes de emprenderlo hace tres años, pero ahora lo he vuelto parte de mi vida.

Entonces éstos son los tres principios básicos que te sostendrán a lo largo de la DA, y que espero que los preserves cuando la concluyas. Antes de pasar a los detalles de la DA, ocupémonos con más atención a la dieta mediterránea y la forma en que puedes *mediterranizar* tus hábitos alimenticios.

El plan M

Numerosos estudios han ofrecido evidencias arrolladoras de los beneficios de la alimentación de estilo mediterráneo, pero uno de los más impresionantes es la prueba Prevención con Dieta Mediterránea (PREDIMED), iniciada en 2003 y en marcha todavía. Para esta prueba, investigadores españoles reclutaron a más de 7,400 individuos, muchos de los cuales eran diabéticos tipo 2, y les asignaron aleatoriamente una dieta mediterránea o una baja en grasas.[3]

Ambos grupos fueron alentados a comer muchas frutas, verduras y legumbres frescas (como frijoles, lentejas y chícharos). Asimismo, se les sugirió no consumir bebidas azucaradas, pasteles, postres o panecillos y demasiadas carnes procesadas (como tocino o salami).

La principal diferencia entre esas dos dietas fue que a quienes se les asignó la mediterránea se les pidió comer abundantes huevos, nueces, pescados grasos y usar mucho aceite de oliva. Igualmente se les animó a ingerir un poco de chocolate, de preferencia amargo y con un contenido de más de 50% de cacao, y se les permitió disfrutar en su cena de la ocasional copa de vino.

En contraste, al grupo bajo en grasas se le alentó a consumir productos lácteos bajos en grasas y a comer muchos alimentos con almidones, como pan, papas, pasta y arroz.

¿El resultado? Los participantes que siguieron la dieta mediterránea tuvieron 30% menos probabilidades de morir de infarto o derrame cerebral. Estudios subsecuentes han destacado aún más beneficios de salud (lo que se especificará más adelante).

El doctor Mario Kratz, científico nutricional del Fred Hutchinson Cancer Research Center de Seattle, quien ha examinado cientos de estudios sobre lácteos bajos *versus* altos en grasas, dice: "Ninguna de esas investigaciones demuestra que los lácteos bajos en grasas sean mejores". De hecho, muchos estudios indican que consumir lácteos enteros tiene *menos* probabilidades de provocar obesidad.[4]

Lo impresionante de la dieta mediterránea es lo amplio de sus beneficios. No sólo reduce el riesgo de enfermedades del corazón y diabetes,[5] sino que, según un reciente hallazgo, las mujeres con alto puntaje M tienen 68% menos posibilidades de desarrollar cáncer de mama que

---

¿Cuál es tu puntaje M?

(Adaptado de Estruch, Ramón *et al.*, "Primary prevention of cardiovascular disease with a Mediterranean diet")

Añade un punto por cada "sí". 10 o más es una calificación aceptable.

1. ¿Usas aceite de oliva como tu principal aderezo y como de cocina?
2. ¿Consumes 2 o más porciones de verduras al día? (1 porción = 200 gramos)

---

3. ¿Consumes 2 o más porciones de frutas al día? (Ningún punto para frutas tropicales dulces.)

4. ¿Consumes menos de 1 porción de carnes procesadas al día? (1 porción = 100 gramos)

5. ¿Tomas yogur entero al menos 3 veces a la semana?

6. ¿Comes 3 o más porciones de legumbres a la semana (chícharos, frijoles o lentejas, por ejemplo)? (1 porción = 150 gramos)

7. ¿Comes 3 o más porciones de cereales integrales a la semana? (1 porción = 150 gramos)

8. ¿Ingieres pescados grasos, camarones o mariscos 3 o más veces a la semana? (100-150 gramos)

9. ¿Consumes golosinas como pasteles, bollos, etcétera, menos de 3 veces a la semana?

10. ¿Comes una porción de nueces (30 gramos) 3 o más veces a la semana?

11. ¿Cocinas con ajo, cebolla y jitomate al menos 3 veces a la semana?

12. ¿Promedias 7 copas de vinos o licores a la semana?

13. ¿Te sientas a comer a la mesa al menos dos veces al día?

14. ¿Tomas refrescos menos de una vez a la semana?

Notas:

• Las papas no cuentan como verdura

• Las frutas tropicales dulces son melón, uvas, piña y plátano

• Las carnes procesadas son jamón, tocino, salchichas y salami

• Las legumbres incluyen lentejas y frijoles

• Los cereales integrales son quinoa, centeno y trigo bulgur

• Las nueces no deben ser saladas e incluyen nueces de Castilla, almendras, nueces de la India y cacahuates

• Beber mucho más de 7 unidades de alcohol a la semana puede ser nocivo

las que siguen una dieta baja en grasas.[6] Consumir aceite de oliva extra-virgen (extraído de las aceitunas) parece ser particularmente beneficioso contra el cáncer, quizá porque contiene compuestos como polifenoles, de comprobadas propiedades antiinflamatorias.

Sugerencia: guarda tus aceites en la alacena, porque se degradan bajo la luz del sol.

La dieta mediterránea incluso parece mantener en mejor forma tu cerebro. Los afortunados voluntarios que se sometieron a ella tuvieron menos probabilidades, al envejecer, de desarrollar demencia senil o deficiencia cognitiva (cuando tienes que esforzarte para aprender cosas nuevas, recordar o tomar decisiones) que quienes siguieron una dieta baja en grasas.[7] Por último, una breve nota sobre el alcohol. La dieta mediterránea incluye una o dos copas de vino en cada cena. Se ha discutido mucho sobre si beber cantidades moderadas de alcohol es saludable o no. La mejor manera de saberlo sería proporcionar alcohol a un grupo de no bebedores para ver qué pasa. Y eso es justo lo que recientemente hizo un equipo de investigación en Israel.[8]

Los integrantes de este equipo seleccionaron a 224 diabéticos abstemios y les asignaron aleatoriamente beber una copa mediana (150 mililitros) de vino tino, vino blanco o agua mineral en la cena, todas las noches, durante dos años. El vino y el agua se les proporcionaron de forma gratuita, y las botellas vacías se recolectaron más tarde para confirmar que realmente hubieran bebido con regularidad.

¿Qué sucedió? A los aficionados al vino tinto les agradará saber que el grupo que lo bebió fue el que obtuvo los mejores resultados. Sus miembros registraron significativas mejoras en su nivel de colesterol y calidad de sueño. Algunos tuvieron también un mejor control de su azúcar en la sangre.

Con base en todo lo anterior, elaboré una guía muy simple para *mediterranizar* tu dieta, que pacientes diabéticos y prediabéticos han probado con éxito considerable.

El plan M: qué comer para controlar tu peso y azúcar en la sangre

Primero reduce el azúcar, golosinas azucaradas, bebidas endulzadas y postres. No los consumas más de una o dos veces a la semana, o de preferencia menos. Nosotros ofreceremos más adelante un sinfín de recetas de saludables platillos alternativos. Puedes emplear sustitutos del azúcar como estevia y xilitol, pero intenta abandonar tu gusto por lo dulce.

Minimiza o evita lo "blanco" con almidones: pan, pasta, papas, arroz. Cuídate de las opciones "integrales"; la fibra extra puede ser insignificante. El arroz integral es aceptable, pero algunos panes integrales contienen azúcar.

Opta por la quinoa, bulgur (trigo quebrado), centeno integral, cebada integral, arroz silvestre y alforfón. Las legumbres, como lentejas y frijoles, son saludables y te dejan satisfecho.

Evita casi todos los cereales para el desayuno: suelen contener mucha azúcar, aun los que tienen salvado. La avena es aceptable siempre y cuando no sea del tipo instantáneo.

El yogur entero también es admisible. Dale sabor con fresas, zarzamoras, arándanos o espolvoréale nueces.

Comienza el día con huevos: tibios, escalfados, revueltos o en omelet te mantendrán lleno más tiempo que el cereal o el pan tostado. Son deliciosos con salmón ahumado, hongos y una pizca de chile.

Consume refrigerios de nueces: son una magnífica fuente de fibra y proteínas. Evita las saladas o endulzadas, que pueden volverse un vicio.

Ingiere más grasas y aceites buenos para la salud. Junto con pescado graso (salmón, atún, caballa), consume más aceite de oliva. Un chorrito aumenta el sabor de las verduras y mejora la absorción de las vitaminas. Usa para cocinar aceite de oliva, colza o coco.

Evita la margarina y utiliza mantequilla. También es aceptable consumir queso con moderación.

Las proteínas de alta calidad son, entre otras, pescado graso, camarones, pollo, pavo, cerdo, res y, por supuesto, huevos. Otros alimentos ricos en proteínas: soya, edamames, sustitutos de carne, hummus. Las carnes procesadas (tocino, salami, salchichas) deben comerse sólo un par de veces a la semana.

Consume muchas verduras de diferentes colores (desde vegetales de hoja oscura hasta pimientos de un vivo color rojo o amarillo). Agrega salsas y condimentos: limón, aceite de oliva o mantequilla, sal, pimienta, ajo, chile, jugo de carne.

Evita demasiadas frutas dulces. Las moras, manzanas y peras son apropiadas, pero las frutas tropicales dulces como el mango, piña, melón y plátano tienen mucha azúcar.

Toma una copa, pero no demasiadas. Promedia una o dos unidades diarias (una copita de vino o licor representa 1.5 unidades), no más y reduce la cerveza; es rica en carbohidratos y por eso se le conoce como el "pan tostado líquido".

Lo deprimente es que aun cuando la mayoría de los médicos conocen la investigación que cité, muchos se resisten a llevarla a la práctica. Una encuesta reciente entre 236 cardiólogos y especialistas en medicina interna de un importante centro médico académico en Estados Unidos determinó que aunque todos ellos consideran relevante la nutrición, sólo 13% se sentía suficientemente informado para hablar de ese tema con sus pacientes. La mayoría admitió que dedica menos de tres minutos a aconsejar a sus pacientes sobre su dieta o rutina de ejercicios.[9]

Aunque casi todos sabían que una dieta mediterránea puede reducir el riesgo de enfermedades del corazón y derrame cerebral, pocos estaban al tanto de que, en pruebas aleatorias, las dietas bajas en grasas no han conseguido lo mismo, lo que quizás explica que muchos de ellos sigan recomendando dietas bajas en grasas.

Como señala en su portal la Harvard School of Public Health,[10] el último clavo en el ataúd de las dietas bajas en grasas debería haber sido la Women's Health Initiative (WHI) Dietary Modification Trial. En esta prueba, iniciada en 1993, se asignó aleatoriamente a 48, 000 mujeres una dieta baja en grasas o su régimen de costumbre. Ocho años después, el experimento se interrumpió. Entre ambos grupos no hubo ninguna diferencia en índices de cáncer, enfermedades del corazón ni peso.

Esto no autoriza a devorar medios litros de crema, ni a comer gran cantidad de alimentos fritos, pero significa que grasas saludables como el aceite de oliva y las nueces pueden consumirse sin culpa.

Antes de empezar

Confucio, el filósofo chino, señaló hace más de 2,000 años: "El éxito depende de la preparación, sin la cual el fracaso está asegurado". O como dijo recientemente el actor Will Smith: "Siempre me he considerado un talento promedio; lo que tengo es una ridícula y demente obsesión con la preparación y la práctica".

Lo primero que te recomiendo hacer es que leas este libro hasta el final. Resulta tentador sumergirse en algún aspecto, pero es importante que, antes de comenzar, obtengas una panorámica completa. También es valioso que le expliques a tu médico lo que quieres lograr y el aspecto científico en lo que eso se basa.

Habla con tu doctor

Fui un poco severo con los médicos en la sección anterior de este libro, pero no estoy contra ellos, de ninguna manera. La mayoría es de muy amplio criterio. Algunos de mis mejores amigos son médicos. Estoy casado con una doctora. Mi hijo estudia medicina. Así que habla con tu médico, antes de comenzar.

Si estás bajo tratamiento, es muy importante que involucres a tu médico, ya que debería monitorear y vigilar las dosis de tus fármacos. Mientras a algunos les agrada que asumas la responsabilidad de tu salud, otros más podrían mostrarse indiferentes. Trabaja con él. Apuesta con él a que tendrás éxito. Esto te motivará y tal vez tu éxito lo anime a recomendar la dieta a otros pacientes.

Atención: habla con tu médico si te ocurre algo de lo siguiente:

- Tienes un historial de trastornos alimentarios
- Estás bajo tratamiento de insulina o un medicamento para diabéticos distinto a la metformina; quizá debas planear cómo reducir tus medicamentos para evitar una caída demasiado rápida de tu azúcar en la sangre
- Tomas tabletas para la presión, puede ser que tengas que reducirlas o dejar de tomarlas
- Tienes retinopatía moderada o severa, deberás hacerte una revisión extra seis meses después de reducir o revertir tu diabetes
- Estás embarazada o en lactancia
- Tienes un trastorno psiquiátrico de consideración
- Tomas warfarina
- Tienes epilepsia
- Tienes una afección médica importante

No hagas la dieta si:

- Eres menor de 18 años
- Tu IMC es inferior a 21
- Te recuperas de una cirugía o eres débil en general

Para obtener información útil, como un documento instructivo del profesor Taylor para los profesionales de la salud y que puedes proporcionar a tu médico, visita el sitio web de la Newcastle University: http://www.ncl.ac.uk/magres/research/diabetes/reversal.htm.

Como señala el profesor Taylor, confirma con tu médico que realmente eres diabético tipo 2. Hay modalidades más raras, como diabetes pancreática, monogénica o tipo 1 de lenta aparición, que no responderán igual a la pérdida de peso.

Conócete a ti mismo: exámenes que te deberías hacer

A mí me gusta saber más sobre mi cuerpo y monitorear los cambios que ocurren en él cuando adopto un nuevo régimen de ejercicios o pruebo un nuevo alimento. Tú puedes llevar un registro de tus resultados en un diario, o entrar a thebloodsugardiet.com, donde podrás guardar tus datos en forma segura y anónima. Este sitio también te ofrecerá útiles actualizaciones sobre los avances científicos más recientes y abundante información adicional.

Otra razón para llevar un diario, electrónico o de otra especie, es que puedes monitorear con exactitud lo que comes y bebes. Algunas personas que han seguido con éxito esta dieta usaron el portal MyFitnessPal para monitorear sus calorías y otros nutrientes. Pero un diario posee valor sólo si es sincero y preciso. Hace unos años hice una película en la que le pedí a una actriz con sobrepeso que llevara un diario de comidas durante un par de semanas. Le di también una bebida que contenía "agua doblemente marcada", la cual me permitiría estimar cuántas calorías consumía ella en verdad. Cuando sumé las cantidades en su diario, obtuve un total de 1,500 calorías. La técnica del agua indicó que su consumo real era mucho mayor. Es fácil criticar y desaprobar.

Otro objeto tecnológico en el que vale la pena invertir es alguna forma de saber cuántos pasos das. Podría ser una app, podómetro o fitbit. Antes de iniciar la dieta, registra cuántos pasos das en una semana normal; podrían ser 5,000. Sea la cifra que sea, anótala y proponte aumentarla 10% a la semana en el curso de este régimen. Sería de esperar que al final dieras por lo menos 10,000 pasos a la semana o más. Más adelante explicaré por qué 10,000 pasos son una cifra importante.

Mide tu pulso, peso y cintura

Busca un momento tranquilo para medir tu pulso tomándote de la muñeca justo a un lado del tendón exterior. Tu pulso es una medida de tu condición física general. Mídelo varias veces y anota la puntuación promedio. Es de esperar que lo veas mejorar en las semanas siguientes.

Después pésate. Ve al baño y sube a la báscula digital. Con esta cifra y la de tu estatura podrás calcular tu IMC. Consulta nuestra página en internet thebloodsugardiet.com, que lo hará automáticamente por ti.

Mientras estás en el baño, saca una cinta métrica y mide tu cintura. Con veracidad. Es inútil que pretendas meter la barriga. Mídela a la altura del ombligo; no des por buena la medida de tus pantalones. Los hombres tendemos a calcular de menos nuestra cintura en 5-7.5 centímetros.

¿Por qué el tamaño de la cintura importa? Porque es una medida indirecta de tu grasa visceral y una de las mejores predicciones de que disponemos sobre nuestra salud futura. Como ya señalé, la grasa en y alrededor del abdomen es peligrosa, aun si no es evidente que tengas sobrepeso.

Lo ideal es que tu cintura mida menos de la mitad de tu altura, así que si mides 1.80 metros, tu cintura debería medir menos de 90 centímetros.

De acuerdo con una encuesta reciente realizada entre más de 32,000 hombres y mujeres en Estados Unidos,[11] en ese país la cintura se ensancha a un ritmo alarmante. Entre 2009 y 2011, la cintura promedio de los hombres pasó de 100 a 101.5 centímetros; mientras que la cintura promedio de las mujeres creció más todavía, de 91.5 a 96.5 centímetros.

Esto es nada menos que 30 centímetros más que la cintura promedio en la década de 1950. Marilyn Monroe, quien tenía 56 centímetros de cintura, no era excepcional en su tiempo. Frank Hu, profesor de nutrición y epidemiología de la Harvard School of Public Health, cree que las dietas altas en azúcar y la intensificación de las hormonas del estrés podrían ser, en gran medida, las responsables de esto.

Así que mide y anota tu pulso, peso y cintura. Y mientras lo haces, tómate unas *selfies*. O de preferencia, pídele a un amigo o amiga que te tome fotos. Guárdalas bien, para que más tarde puedas comparar los cambios externos que produjo la dieta. Te aseguro que querrás mostrarle a la gente el "antes" y el "después".

Mide tu glucosa en ayunas

Éste es un examen revelador que puedes hacerte tú mismo (si compras en una farmacia o en línea un confiable kit digital para monitorear tu azúcar en la sangre) o pedírselo a tu médico. Tienes que hacerlo en ayunas, es decir a primera hora de la mañana, antes de desayunar, sin haber comido nada durante al menos ocho horas. Si el resultado es anormal, deberás repetir y hacer pruebas adicionales.

Escala normal: 70 a 100 miligramos por decilitro (mg/dl)
Prediabetes: 101 a 125 mg/dl
Diabético: más de 125 mg/dl

No hay consenso acerca de dónde termina lo "normal" y empieza la prediabetes. Las cifras anteriores son de la American Diabetes Association. La Organización Mundial de la Salud (oms) considera "normal" menos de 110 mg/dl, mientras que el National Institute for Health and Care Excellence (nice) recomienda mantener menos de 106 mg/dl.

Otras pruebas de rutina de las que deberías preguntar a tu médico son la prueba de hemoglobina glicolisada (HbA1c), el conteo completo de sangre, el de urea y electrolitos, pruebas de funcionamiento del hígado (como Gamma GT, un buen indicador de qué tan sano está tu hígado), colesterol y perfil de lípidos en la sangre.

Sería muy inusual que midieras tu nivel de insulina, pero si lo haces, tu médico podrá calcular qué tan resistente eres a ella. Incluí más detalles de todo esto en el apéndice.

Pruebas especiales con escáner

Las pruebas siguientes no son de rutina, pero sí son reveladoras y podrían resultar muy estimulantes:

1. Radioabsorciometría de doble energía, o escáner DXA. Mide la grasa visceral. Si haces un DXA al principio, a cuatro semanas de iniciada la dieta y al final, podrás rastrear cambios mientras avanzas. Esto es más costoso, pero más confiable que pesarte. Pegar tus imágenes de DXA en la puerta del refrigerador te recordará el motivo de que estés haciendo la dieta.
2. Ultrasonido del hígado. Igual que la prueba de sangre Gamma GT, ésta es una forma de evaluar la salud de tu hígado. Te dará una estimación de cuánta grasa tienes en él.
3. Imagen de resonancia magnética. Éste es el modo más exacto de medir la grasa hepática y pancreática, pero es caro y tardado. Si quieres ver un escáner de resonancia magnética de mi cuerpo cuando pesaba 9 kilos más y era delgado por fuera

y gordo por dentro, visita thebloodsugardiet.com. Todas esas cosas blancas que cubren mi hígado y mi páncreas son grasa. Te advierto: no es una imagen agradable.

Depura tu alacena: "higiene de cocina"

No conserves alimentos que no quisieras comer en casa. Puede parecer obvio, pero si tienes a la mano refrigerios azucarados, tarde o temprano los comerás, a menos que tengas una voluntad sobrehumana. Mi hija no me ha perdonado nunca que me haya comido su huevo de Pascua cuando ella tenía 10 años. Ahí estaba el huevito, a la vista. No pude resistir darle una mordida. Y luego otra. Hasta que me lo terminé.

Si tienes hijos, disponer de golosinas dulces o apetitosas en casa es un poco más complejo. Si eres lo bastante afortunado para tener una pareja no adicta a los carbohidratos, pídele que guarde las golosinas en un armario con llave. No es broma. Yo consumo a veces un poco de chocolate después de comer, pero hago que mi esposa esconda la barra; de lo contrario, me lo comería todo. Lo más seguro es deshacerte de todo este tipo de productos. Los alimentos chatarra deben desaparecer. Y dejarán espacio para comidas más sanas…

Escribe tus metas

Cuando sigues un nuevo régimen alimentario, inevitablemente llegará un momento en que dudes, o en que olvides la razón por la que estás en él. Así, antes de empezar, escribe todos los motivos por los que quieres poner tu azúcar bajo control. Guarda la hoja. Conviértela en el protector de pantalla de tu computadora. Lee la lista cada vez que te sientas flaquear. Explica tus razones lo más claramente que puedas.

Recuerda: tienes muy buenos motivos —lo que los psicólogos llaman "fuerzas propulsoras"— para cambiar. No es por vanidad (aunque es indudable que te verás mejor). Tampoco para reducir tu talla de jeans (aunque deberás bajar varias). Es por tu salud. Para que recuperes tu vida.

Una de las metas que no puede faltar en tu lista es cuántos kilos piensas bajar. Cualquier cantidad ayudará, sobre todo si estás en la fase de prediabetes, pero para revertir apropiadamente la diabetes tipo 2 deberías perder 10-15% de tu peso actual. Yo bajé 9 kilos, 11% de mi peso, y con eso tuve suficiente. Si tu imc original es superior a 40, quizá deberías bajar más.

Como ya dije, todos tenemos diferentes umbrales de grasa —es decir, el peso *en que se revierte* la diabetes tipo 2—, así que es relevante que sepas qué pasa con tu azúcar mientras haces la dieta, y por eso te sugerí invertir en ese monitor digital de azúcar en la sangre...

Busca un compañero de dieta

Formar parte de un grupo —así lo compongan solamente un amigo y tú— elevará en alto grado tus posibilidades de éxito.

Una vez que decidas seguir esta dieta, díselo a tus amigos y familiares. Tal vez ellos conozcan a alguien que quiera hacerla contigo. Asumir un compromiso público aumentará las probabilidades de que lo cumplas.

¿Cuándo debo empezar?

Entre más pronto, mejor. Dicho esto, busca un periodo de tu vida en que puedas reservar al menos seis semanas para concentrarte en tu pérdida de peso. Está bien que continúes trabajando. Mantenerte ocupado en realidad te ayudará. Pero no olvides poner al tanto a tus colegas, para que no dejen donas en tu escritorio con el fin de "animarte". De igual forma, no permitas que tu cumpleaños número 50 o la boda de un amigo te descarrilen, tampoco busques pretextos para aplazar la dieta.

Una vez que hables con tu médico, te hagas tus exámenes, elimines los alimentos chatarra de tu alacena, pegues tus metas en el refrigerador y encuentres un compañero de dieta, habrá llegado el momento de empezar.

"Seguir esta dieta es como prepararse para una expedición."

Cuando a Paul se le antoja desayunar un muffin, huevos con tocino y salsa de jugo de carne, hace algo que podría horrorizarte (y que ciertamente le horroriza a él): se mete a internet y busca fotos de pies antes de ser amputados. Es un hombre que se toma las cosas en serio. Muy en serio.

Paul —que se describe como "un verdadero sibarita, para quien ir de compras, cocinar y comer es un auténtico placer"— le pidió a su médico un periodo de gracia de tres meses para revertir su diagnóstico tipo 2.

Poco después de iniciar la dieta, puso en marcha las sesiones de entrenamiento que detallaré más adelante, una rutina de ejercicios para fortalecer los músculos y una rutina aeróbica. Las complementó con largos paseos y viajes en bicicleta. Cada mañana medía sus azúcares en la sangre y escribía los resultados en un cuaderno.

¿Su consejo? "Esto es como prepararse para una expedición. No puedes hacerlo a regañadientes. Te tienes que comprometer. Es como accionar un interruptor; debes pensar: 'No haré nada que ponga en peligro todo esto'."

Paul pesaba 78 kilos cuando se le diagnosticó diabetes. Al igual que 35% de los diabéticos tipo 2, su IMC se ubicaba en la escala sana.

Pero él sabía que estaba en riesgo; su madre es diabética, y cuando él sube de peso, la grasa se le acumula en la cintura, clara señal de peligro. "Tenía la cabeza metida en la tierra", dice. "Seguía negándome a enfrentar la realidad."

Hace dos años su esposa murió de cáncer de mama (un trastorno emocional suele formar parte de la historia, como ya vimos). Empezó a beber más y su peso se disparó. Ponerse a dieta fue, en cierto sentido, una señal de que ya era hora de abrir un nuevo capítulo en su vida.

"Es una línea en la arena. Ha sido algo muy positivo. Significa que quiero volver a cuidar de mí. Que ya salí del hoyo y ahora veo por mi bienestar. Esto es importante. Una manera de volver a tomar el control que había perdido. Sentir que puedo —y quiero— hacer esto es enormemente potenciador."

7 La dieta en la práctica

Has decidido enfrentar el reto. Has hablado con tu médico, depurado tu alacena y hecho algunas pruebas. Muy pronto descubrirás que la DA no es tan difícil como podrías temer. Sí, vivirás con 800 calorías diarias en las semanas siguientes, pero tu cuerpo deberá adaptarse a eso en forma razonablemente rápida. Hay una última decisión que tomar: ¿quieres hacer la dieta con alimentos naturales o hacerla, en parte, con batidos de dieta comerciales en reemplazo de comidas?

Dos modos de avanzar

En los estudios del profesor Taylor, y sobre todo debido a razones de comodidad, se pidió a los sujetos que adelgazaran bebiendo batidos de dieta comerciales en reemplazo de comidas durante las ocho semanas de este régimen, complementados con verduras sin almidones. Si tú diriges un estudio científico, emplear batidos de dieta es no sólo cómodo sino también un medio más fácil para llevar la cuenta de cuántas calorías consume efectivamente la gente. Sin embargo, otras personas han obtenido excelentes resultados con productos naturales. Es una decisión personal. Opta por lo que te siente mejor.

Batidos como reemplazo de comidas

Si decides iniciar con batidos de dieta como reemplazo de comidas, deberás aspirar a consumir 600 calorías diarias en batidos, más 200 calorías en verduras sin almidones. Necesitarás la fibra extra de las verduras (además de mucha agua) para no estreñirte. En la sección de recetas que aparece más adelante te proporcionaremos algunas de 200 calorías (platillos con verduras y sopas).

Las ventajas de algunos acreditados batidos de dieta como reemplazo de comidas es que sabes que obtienes una cantidad balanceada de los nutrientes correctos y no tienes que pensar en la comida. La desventaja es que ninguno de los batidos comerciales que he probado hasta ahora es particularmente agradable. Supongo que con el tiempo te aburrirán.

Mientras haces la dieta, también juzgo importante que aprendas a cocinar platillos sanos y deliciosos de manera apropiada. Esto te preparará para la vida después de la dieta. Un arreglo razonable sería que empieces con los batidos, te familiarices con ellos y cuando lleves dos semanas en la dieta, por decir algo, transites al consumo preferente de alimentos naturales.

Alimentos naturales

Hacer la dieta con alimentos naturales es un poco más difícil, porque debes confirmar que recibes el monto correcto de proteínas, grasas, vitaminas, etcétera. Por eso le pedí a la doctora Sarah Schenker, una de las principales dietistas del Reino Unido, que nos brindara una serie de recetas sencillas y nutritivas, así como un plan de dieta detallado y balanceado (véanse las páginas 151-192).

El principio en el que se basan las recetas es la alimentación mediterránea baja en carbohidratos. Contienen muchos nutrientes y cantidades mesuradas de grasas y proteínas; son sabrosas y variadas, así que hay menos posibilidades de que tus papilas gustativas se aburran y empiecen a desear cosas malas para la salud.

Si quieres hacer esto a tu modo y elaborar tus propias recetas estilo mediterráneo bajas en carbohidratos, confirma que alcances una dieta diversa con cantidades adecuadas de los nutrientes indicados. Tal vez debas tomar un multivitamínico diario para estar seguro. Una de las principales ventajas adicionales de hacer esta dieta con alimentos naturales es que reeducarás tus papilas gustativas. Quizá no seas muy afecto a las verduras, ¡pero en una dieta baja en calorías te sabrán deliciosas! Recuerda que estás reconfigurando tu cuerpo, no sólo para los próximos meses, sino (ojalá) para siempre.

Preguntas y respuestas

¿Qué alimentos ascienden a una suma de 800 calorías?

Más de los que te imaginas (consulta la sección gráfica de este libro, donde se despliegan para ti siete días x 800 calorías), aunque menos de los que acostumbras. La clave de esta dieta es que cada bocado sea impactante. Y llega muy alto en lo que los dietistas llaman el factor saciedad: la sensación de plenitud después de comer, la cual suprime el impulso de comer entre comidas. Te sentirás satisfecho con porciones menores y no estarás siempre hambriento y pensando en la comida. Cuando veas descender tu peso, obtendrás un generoso reforzamiento positivo para seguir adelante.

¿Por qué 800 calorías? ¿Por qué no más, o menos...?

Si tienes problemas con tu azúcar en la sangre y quieres recuperar la salud, debes perder grasa, en particular la del área abdominal. Aunque no importa lo rápido o despacio que lo hagas, hacerlo rápido podría resultarte más fácil. Si se efectúa en la forma adecuada, perder peso pronto es muy estimulante. Ochocientas calorías son pocas para una dieta, pero no demasiado pocas.

Hay carbohidratos en esta dieta, pero tú dijiste que no debía comerlos...

En los menús provistos aquí hay carbohidratos, pero son del tipo apropiado. Como ya sabes, los carbohidratos con almidones son, en esencia, azúcares concentrados y perturban el azúcar en la sangre. En estas páginas encontrarás recetas que incluyen avena jumbo, e incluso arroz integral, pero en pequeñas cantidades. Son una guarnición, no el componente principal de una comida. Estos carbohidratos son del tipo que se quema despacio, lo cual quiere decir que su digestión implica tiempo y energía, por lo que sentirás menos hambre.

¿Entonces, qué me mantendrá lleno?

Grasas y proteínas te harán sentir satisfecho más tiempo. La recomendación estándar de proteínas es de 45 gramos diarios para las mujeres y 55 para los hombres. Las proteínas buenas por comer son huevos, pescado, pollo, puerco, camarones y tofu. También las nueces, semillas y legumbres son abundantes en proteínas.

¿Ésta es una dieta baja en grasas?

No, porque, como ya expliqué, las grasas no son "el malo" que antes se creía. Este régimen incluye mucho pescado, un monto razonable de grasas animales procedentes de la carne y muchas grasas vegetales (es decir, nueces, semillas, aceite de oliva y aguacate), así como yogur (no azucarado). Por otra parte, para bajar rápidamente de peso debes disminuir tu consumo de calorías, así que en las recetas no encontrarás mucho queso (aunque aquí y allá hay un poco de feta, de sabor fuerte y provocador).

Día 1

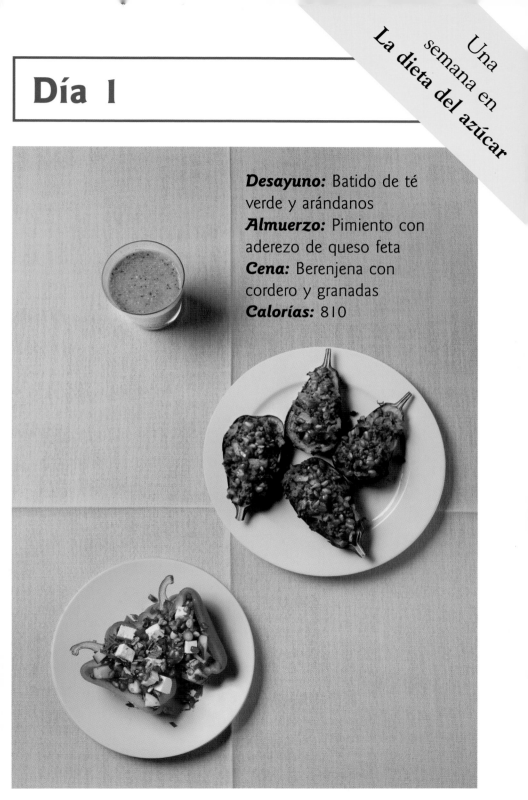

Desayuno: Batido de té verde y arándanos
Almuerzo: Pimiento con aderezo de queso feta
Cena: Berenjena con cordero y granadas
Calorías: 810

Día 2

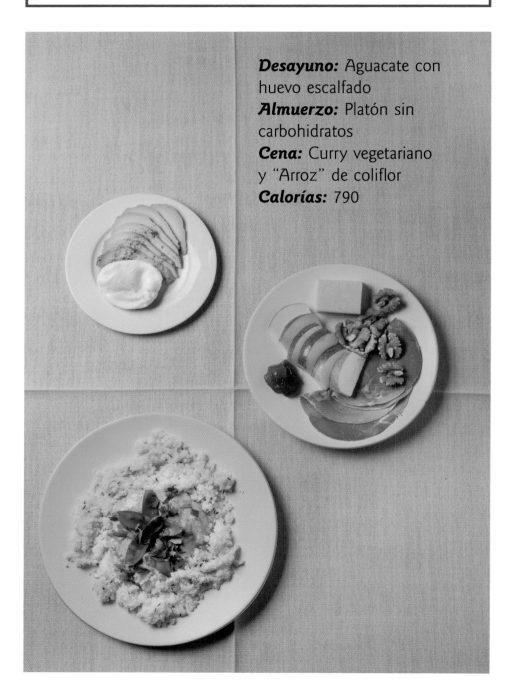

Desayuno: Aguacate con huevo escalfado
Almuerzo: Platón sin carbohidratos
Cena: Curry vegetariano y "Arroz" de coliflor
Calorías: 790

Día 3

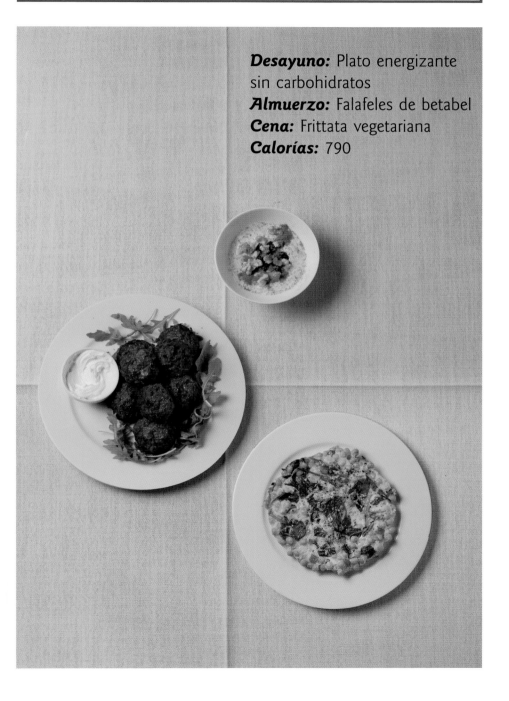

Desayuno: Plato energizante sin carbohidratos
Almuerzo: Falafeles de betabel
Cena: Frittata vegetariana
Calorías: 790

Día 4

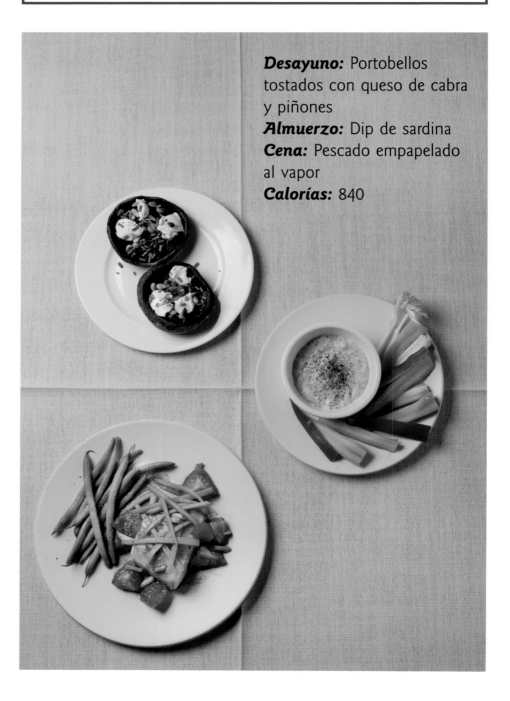

Desayuno: Portobellos tostados con queso de cabra y piñones
Almuerzo: Dip de sardina
Cena: Pescado empapelado al vapor
Calorías: 840

Día 5

Desayuno: Crema de almendras con manzanas y gojis
Almuerzo: Ensalada de queso halloumi
Cena: Pollo con especias y lentejas
Calorías: 860

Día 6

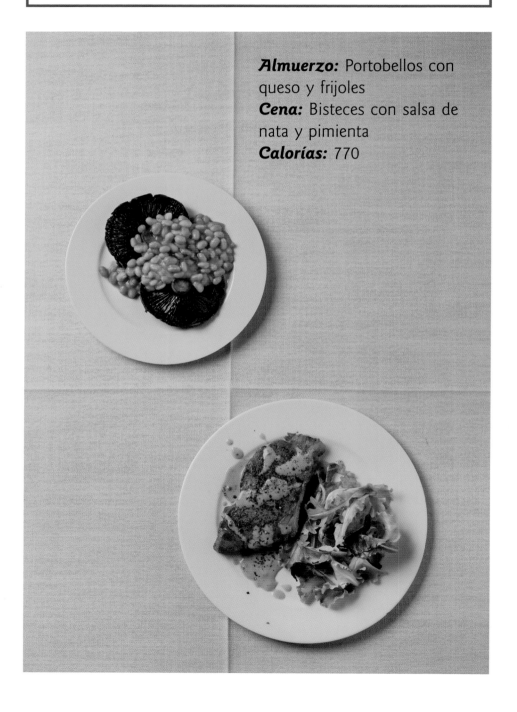

Almuerzo: Portobellos con queso y frijoles
Cena: Bisteces con salsa de nata y pimienta
Calorías: 770

Día 7

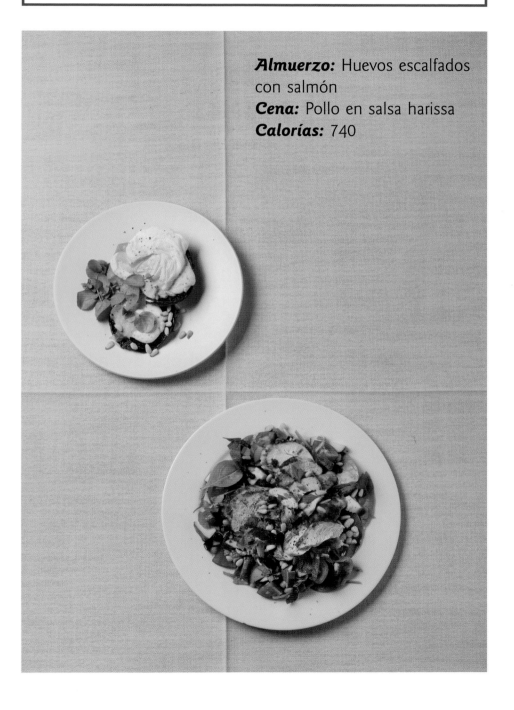

Almuerzo: Huevos escalfados con salmón
Cena: Pollo en salsa harissa
Calorías: 740

Sopas instantáneas

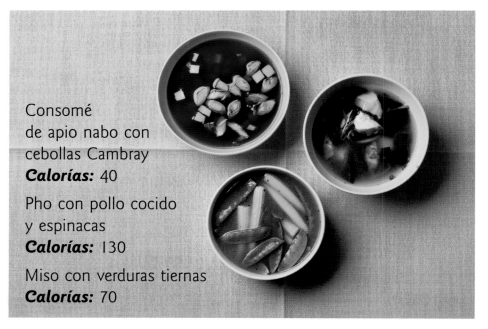

Consomé
de apio nabo con
cebollas Cambray
Calorías: 40

Pho con pollo cocido
y espinacas
Calorías: 130

Miso con verduras tiernas
Calorías: 70

Ingredientes predilectos de **La dieta del azúcar**

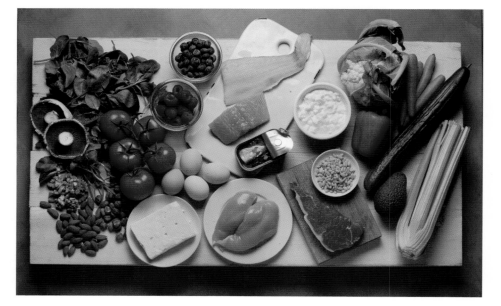

¿Es correcto comer fruta como refrigerio?

Las frutas contienen mucha más azúcar que las verduras. Esta dieta contiene algunas, aunque racionadas y utilizadas como ingrediente más que como un pretexto para comer entre comidas. Si quieres algo para picar y revolver con el yogur, opta por arándanos, grosellas negras, cerezas o fresas, todos ellos de colores intensos. Pero limita tu consumo de frutas tropicales, pues suelen tener mucha azúcar. Y evita los dátiles, aun en navidad. Dos piezas tendrían el mismo efecto en tu azúcar que dos paquetes de fresas.

¿En ese caso algunas verduras son mejores que otras?

Desde luego. Algunas tienen más almidones que otras, lo que significa que afectarán tu azúcar en la sangre. Las de hojas verdes como el brócoli, espinacas, col, lechuga, col rizada, acelgas y coliflor son ricas en vitamina C y fibra, y muy bajas en azúcar y almidones, ¡así que a comer! Lo mismo puede decirse del jitomate, pepino y pimiento. Pero no de los tubérculos —papa, chirivía, nabo sueco—, muy altos en almidones y que hay que tratar con precaución.

¿Tengo que desayunar?

Es un mito que todos deberíamos desayunar. A mí me gusta hacerlo, pero hay personas a las que no. La sección de recetas ofrece fabulosos platillos para los almuerzos de fin de semana, los cuales tardan un poco más en cocinarse y son más calóricos; pero como en esos días sólo harás dos comidas, podrás salirte con la tuya. Ésta es la ventaja adicional de ayunar 14 horas.

¿Por qué las nueces son tan recomendables?

Es tradicional que tengan mala fama porque son grasosas y altas en calorías. Pero en las recetas encontrarás algunas de ellas, porque tienen un sinfín de proteínas y fibra. Sacian y no aumentan mucho el nivel de azúcar en la sangre. Son un componente importante de la dieta mediterránea.

¿Y las semillas?

Las semillas podrán ser diminutas, pero rebosan de nutrientes como proteínas, fibra, hierro, vitaminas y ácidos grasos omega 3. Ya sea que elijas de chía o linaza, de calabaza o cáñamo, espolvorea con ellas tus ensaladas, úsalas para enriquecer el sabor de las verduras verdes o revuélvelas con yogur. Te harán sentir satisfecho más tiempo. ¿A quién no le agrada eso?

¿Puedo consumir bebidas alcohólicas?

Cuando estás a dieta, es preferible que no lo hagas. Si tienes que hacerlo, apégate a cantidades reducidas. El alcohol es muy calórico; medio litro de cerveza contiene 180 calorías y lo mismo puede decirse de una copa grande de vino. El vino tinto es más bajo en azúcar que el blanco, pero de igual modo aporta calorías. Cinco copas de vino a la semana equivalen a 900 calorías, igual que cuatro donas. Asimismo, el alcohol induce el almacenamiento de grasa y la inflamación del hígado, lo que incrementa la resistencia a la insulina y promueve el aumento de peso y la diabetes. Varias personas con las que hablé al hacer la investigación para este libro, podían remontar sus problemas de azúcar al consumo de demasiado licor.

¿Y si soy prediabético, aún no diabético tipo 2?

Si después de hacerte tus pruebas descubres que eres un prediabético con sobrepeso en lugar de diabético, podrías hacer la dieta de todas formas, hasta que tu nivel de azúcar vuelva a la normalidad. Hay firmes evidencias de que adelgazar y mantener un programa de ejercicios reduce sustancialmente el riesgo de pasar de la prediabetes a la diabetes. En un experimento realizado por los National Institutes of Health de Estados Unidos en el que se reclutó a más de 3,000 personas con prediabetes, se determinó que 7% de reducción de peso, en combinación con un régimen de ejercicios, redujo en 58% el riesgo de los participantes a desarrollar diabetes en los cinco años siguientes.[1] Para más información sobre el Diabetes Prevention Program, visita http://www.cdc.gov/diabetes/prevention.

Línea cronológica de la dieta: qué hacer y qué esperar

Las dos primeras semanas

Una vez que emprendas la dieta, bajarás pronto de peso. Una parte de este descenso será de grasa, pero inicialmente también desecharás mucha orina. Es esencial que tomes al menos 2-3 litros de líquidos sin calorías al día, o de lo contrario te estreñirás y te dolerá la cabeza. Qué bebas depende de ti, mientras no contenga calorías; podría ser agua simple del grifo. Si no eres afecto al agua simple, agrega unas gotas de limón, o con yerbabuena y pepino frescos para darle sabor. A mí me encanta el agua mineral con mucho hielo y limón. O abundante té de frutas con el ocasional café (aunque con apenas un chorrito de leche). A algunos les gusta el agua caliente y, curiosamente, hay evidencias de que, por sí solo, el calor puede atenuar el hambre. Toma bebidas gasificadas sin calorías si debes hacerlo, pero no jugos de frutas ni batidos cremosos.

Es probable que las primeras dos semanas sean las más difíciles, ya que tu cuerpo tendrá que adaptarse a menos calorías, pero, a su vez, esto producirá algunos cambios drásticos. Para darte una idea de lo que quizás experimentes y el tipo de cambios que puedes esperar, le pedí a Dick, un amigo, que llevara un detallado diario de su dieta.

"Es comer menos, pero mejor."

Dick es un gourmet. Esto no tiene nada de malo, excepto que consumía porciones de gran tamaño y bebía demasiado. "No soy un bebedor empedernido", me dijo, "pero a las seis de la tarde llegaba el momento del primer *gin and tonic*. Y no me refiero a uno chico. Luego, casi una botella completa de vino. Seguida de un par de whiskies." Tal vez Dick exageraba, pero no en extremo.

Aun sus bebidas no alcohólicas eran calóricas. Cada día arrancaba con cuatro cucharadas de azúcar en su taza de té.

Pesaba 97.5 kilos y su cintura medía 107 centímetros. Empezaba a verse no sólo barrigón, sino también inusualmente gris y enfermo. Poco después de que se le diagnosticó diabetes, me buscó para pedirme consejo. Coincidimos en que debía bajar 13.5 kilos (15% de su peso) y bajar su nivel de azúcar (de más de 9 milimoles por litro) a la normalidad en ocho semanas. También quería perder 15 centímetros de cintura. Hizo una apuesta de buena fe con su médico, quien aseguró que no lo lograría.

En las primeras semanas consiguió no sólo sorprender a su doctor, sino también destruir todos los mitos acerca de la rápida pérdida de peso.

No se sintió privado

El día 3 de la dieta escribió en su diario: "Aún me siento bien. Extraño. No 'extraño' en el sentido de mareado, sino en el de 'Todos me dijeron que esto era imposible y que me desesperaría tanto que querría comerme al perro, pero no es así'".

Para entonces su glucosa en ayunas ya había descendido 30%, y cuando subió a la báscula descubrió que había perdido 3 kilos. En tres días. Como él mismo escribió: "Sé que este ritmo no durará, pero es una gran motivación".

Cocinaba para él y para su mujer, Alison. Sus comidas eran deliciosas: filetes de robalo con verduras de hoja verde; arenques ahumados con un huevo escalfado; lenguado con verduras; pollo asado con pimiento rojo, jitomate y cebolla. Dejó de lado el pan, la pasta y las papas.

Se fijó un reto: "La meta no era preocuparme de cómo sobreviviría con únicamente 800 calorías. Era cómo puedo hacer que esas 800 calorías me sacien y sean sabrosas, cómo comer menos, pero mejor".

No se sintió desganado

Perdió casi 4.5 kilos en los primeros siete días. Para el día 9 su nivel de azúcar en la sangre había vuelto a la normalidad. Su júbilo fue evidente: "¡Sí! ¡¡El primer resultado por debajo del umbral de la diabetes!! Por el día de hoy no soy diabético".

Dos días más tarde, esa medida había bajado nuevamente. Escribió: "¡Hola, páncreas!".

Ver que todo sucedía tan pronto lo alentó mucho. "Uno baja muy rápido. Y casi de inmediato." No haber perdido el control y hacer algo por su salud también lo animó: "Hace mucho que mi vida no había sido tan afortunada. Esto me ha hecho sentir de otra manera".

Mantuvo su trabajo y su vida social. No perdió el rumbo gracias a que le dijo a la gente lo que estaba haciendo, evitaba carbohidratos refinados, hacía planes y tomaba buenas decisiones alimentarias. Fue el primero en admitir que esto no era nada del otro mundo.

Dio en caminar más. No sólo en paseos, sino también practicando varias rondas de golf a la semana. Esto añadió 4,000 pasos a su cuenta diaria.

No fue difícil enfrentar el hambre

Dick usaba MyFitnessApp, que escaneaba y medía todo lo que él comía (y elaboraba un informe de calorías y contenido de los alimentos) al tiempo que restaba interés a lo que no comía. Se dio cuenta de que, cuando creía tener hambre, a menudo se trataba de un mero antojo que podía ahuyentar haciendo otra cosa, como sacar a pasear al perro. No poder beber alcohol fue, hay que admitirlo, un poco más difícil. Después de la primera semana empezó a tomar a escondidas uno que otro whiskey, aunque de cualquier forma bajó de peso.

No todo fue miel sobre hojuelas. Había días en que su nivel de azúcar se disparaba, pero él no permitía que eso lo desviara de su curso. Eran tropiezos, no recaídas. Al día siguiente continuaba con su diario, el cual lo mantenía atento a lo que hacía, y recuperaba el rumbo.

Tardó 34 días en ver estabilizarse, en la escala normal, sus resultados de azúcar en la sangre y dos meses en bajar de peso hasta los 84 kilos.

Esto ocurrió hace un año, y Dick ha conservado su peso manteniéndose activo y llevando una dieta reducida en carbohidratos. Sus azúcares en la sangre siguen aún en la escala normal. Desde hace mucho no lo veía lucir tan bien. Ocasionalmente se permite comer pan, aunque sólo una rebanada, o pequeñas raciones de camote. Cuando hace esto, su nivel de azúcar en la sangre aumenta, así que ha decidido que no vale la pena repetirlo tan a menudo.

¿Las razones de su éxito?

• Estaba motivado
• Creía de veras en la teoría detrás de esta dieta rápida; era lógica para él
• Le gusta mucho demostrar que la gente está equivocada
• En especial su médico, quien todavía no le ha pagado la apuesta
• Su esposa, Alison, lo apoya enormemente

Después de las dos primeras semanas

Dick logró bajar 7 kilos en sus primeras dos semanas de dieta y reducir su nivel de azúcar en la sangre. Pero aunque había perdido grasa en el hígado, su páncreas estaba obstruido aún. Era importante que siguiera acortando su cintura. Si hubiera interrumpido la dieta a las dos semanas de iniciada, sus azúcares en la sangre quizás habrían vuelto a subir.

No todos deben hacer las ocho semanas completas de esta dieta. Si en principio tú eres prediabético o delgado (véase más adelante la historia de Richard), dos semanas podrían bastarte para cumplir tu meta, en cuyo caso puedes pasar al modo de vida DA (véase la página 124).

Sin embargo, la mayoría de los diabéticos con sobrepeso probablemente deban persistir. Es de esperar que tú no sólo hayas seguido el régimen de pérdida de peso, sino también fomentado tu actividad y toma de conciencia (véase los capítulos ocho y nueve). Lo importante es cómo te sientes: ¿lidias satisfactoriamente con tu situación? He aquí algunas preguntas que deberías hacerte:

1. ¿Estás perdiendo peso a un ritmo constante? Al final de la semana 2 este ritmo podría haberse retardado, pero debería ser rápido aún.
2. ¿Tu apetito está bajo control? La mayoría dice sentir menos hambre al final de la semana 2.
3. ¿Tu nivel de azúcar en la sangre se ha aminorado o sigue siendo alto?
4. ¿Duermes bien? De no ser así, tal vez debas cenar un poco más tarde.
5. ¿Te has estreñido? Si es así, te recomiendo no sólo que bebas más líquidos, sino también que incrementes tu consumo de alimentos ricos en fibra, es decir verduras sin almidones.

6. ¿Estás saliendo a flote emocionalmente? A lo mejor te sientes más irritable, pero a mí me preocuparía un deterioro prolongado de tu estado de ánimo.
7. ¿Has logrado apegarte a la dieta de modo casi invariable?

Si la respuesta es "no" a más de dos de estas preguntas, puede que ésta no sea la dieta indicada para ti. En vez de desistir, te recomiendo que pruebes lo que llamo el método 5:2: la reducción de tus calorías a 800 durante dos días y la adopción de un plan alimentario de estilo mediterráneo bajo en carbohidratos el resto de la semana. Este sistema es más lento; pero mientras bajes de peso, resultará eficaz. Véase la página 128 para más detalles.

El motivo de hacer una revisión al cabo de dos semanas es que dispongas de tiempo suficiente para entender el ritmo de este método. Es de esperar que te sientas al mando, más esbelto, vigorizado, pero no demasiado presionado. Las dietas pueden ser arduas aun si te encuentras en perfecto estado de salud. Si eres diabético, enfrentarás escollos adicionales.

Hace poco me buscó John, un estadunidense de poco más de 50 años. Él ha sido siempre muy sano y activo. A principios de este año empezó a sentirse cansado y sediento todo el tiempo, así que fue a ver a su médico, le hicieron un examen de sangre y descubrió que tenía mucha azúcar.

En gran medida debido a su edad, el médico pensó que John era diabético tipo 2. Pero estaba delgado y un escáner de DXA mostró que apenas si tenía grasa visceral. No obstante, John quiso ver si una dieta muy baja en calorías le era útil. No lo fue.

Dos semanas después había perdido un poco de peso, pero no se sentía bien y sus azúcares en la sangre continuaban fuera de control, incluso bajo tratamiento. Volvió con su médico, quien decidió que tal vez no era tipo 2, sino diabético tipo 1 de aparición tardía.

La mayoría de los diabéticos tipo 1 desarrolla esta afección siendo niños o jóvenes, pero algunos lo hacen mucho después. Los problemas de azúcar de John no eran producto de un exceso de grasa hepática, sino de que su páncreas había sido perjudicado por su propio sistema inmunitario. Él controla ahora su nivel de azúcar en la sangre con medicinas y una dieta baja en carbohidratos.

El de John es un caso ilustrativo. Richard, por su parte, es un ejemplo de lo eficaz que puede ser la rápida pérdida de peso si tu problema es demasiada grasa visceral.

"Me apodaron El Desaparecido en el trabajo."

Todos tenemos diferentes puntos de inflexión, y puede haber amplias variaciones en el punto en que la gente comienza a ver grandes mejoras en el control de su azúcar. Richard Doughty logró poner la suya bajo control en 11 días, menos tiempo de lo que duran las vacaciones de verano de una familia promedio.

¿Cómo lo logró este periodista de 59 años? Eligió un momento en que su esposa estaba en Sudáfrica —"No quería que se preocupara, ella podía pensar que estaba un poco loco"— y en que no tenía programado ningún gran evento familiar. "Fueron cinco meses de vacilación en busca de un momento en el que pudiera entregarme a esto."

Al mismo tiempo, estaba totalmente decidido. "El diagnóstico me impactó mucho. Pero a veces puedo ser muy obstinado."

Preservó su rutina acostumbrada (aunque con muchas sopas saludables y sintiendo un poco de frío pese a que era julio). Iba a trabajar. Incluso jugaba críquet.

¿Qué fue lo más difícil de la dieta?

¡Que le dijeran que se veía muy delgado! Él es una de esas personas flacas-gordas que ya mencioné, esbelto por fuera y obeso por dentro; nadie se sorprendió más que él cuando descubrió el estado de su azúcar en la sangre. Al empezar a adelgazar, la gente le decía que estaba muy escuálido. "Me apodaron El Desaparecido en el trabajo", dice. "Pero es mejor lucir flaco que perder un pie."

Bajó 9 kilogramos en 11 días, momento para el cual sus azúcares en la sangre habían vuelto a la normalidad. Esperó dos meses antes de ir a ver otra vez a su médico. Su nivel de azúcar seguía siendo holgadamente inferior a la marca de la diabetes. Desde entonces se ha hecho exámenes con regularidad y obtenido buenos resultados. Cuando habla de su cambio radical, aún se percibe regocijo en su voz. Escapó con una dieta de la diabetes en menos tiempo del que un tenista tarda en ganar en Wimbledon.

La revisión a las cuatro semanas

El siguiente momento clave en tu odisea dietética será la revisión a las cuatro semanas. Para este momento ya estarás a medio camino de la dieta, y es de esperar que las cosas marchen bien. Habrás perdido mucho peso, gran parte de él en tu cintura. Tus azúcares en la sangre empezarán a estabilizarse cerca del nivel normal. Tus antojos de azúcar se habrán reducido en alto grado.

Vuelve a responder el cuestionario de antojo de carbohidratos y ve cómo te va.

Lo ideal es que a las cuatro semanas vuelvas a visitar a tu médico para repetir tus exámenes de sangre y escáneres, si los hiciste antes de comenzar la dieta.

Igual que en la revisión al término de las dos semanas, para el final de las cuatro algunos habrán alcanzado sus metas, en cuyo caso deberían celebrar y pasar a la fase *El modo de vida* DA (véase la página 124). A otros se les dificultará seguir, pero no deben rendirse. Pasar al método 5:2 o ir directo al *modo de vida* DA son opciones viables.

¿Qué cambios realistas puedes esperar ver en tu peso y azúcares al término de las cuatro primeras semanas?

En el estudio original del profesor Taylor,[2] sus voluntarios, quienes partieron de más de 90.5 kilos, bajaron un promedio de 10 al cabo de cuatro semanas, grasa en su mayoría. También perdieron 7.5 centímetros de cintura. Otros cambios ocurridos a las cuatro semanas fueron:

Glucosa en ayunas	reducción de 9.2 a 5.7 milimoles por litro (mmol/l)
Insulina en ayunas	reducción de 151 a 57 picomoles por litro (pmol/l)
Gamma GT (prueba del hígado)	reducción de 62 a 25 unidades por litro (U/l)

Sin embargo, cabe una advertencia. Como ya mencioné, cuando el profesor Taylor hizo un estudio complementario,[3] esta vez con personas mayores con mucho tiempo de ser diabéticas, los resultados fueron variados.

Quienes tenían menos de cinco años como diabéticos respondieron muy bien. Pero quienes tenían más de ocho y tomaban muchas medicinas tendieron a ver menos mejoras en su nivel de azúcar en la sangre.

Dicho esto, todos declararon sentirse mejor, dormir mejor y ser más activos. La presión arterial y el nivel de colesterol también mejoraron en general.

Al final de las ocho semanas

Al final de la dieta de 8 semanas, si no es que antes, verás grandes cambios en la forma de tu cuerpo y en tu bioquímica. Dormirás mejor y tendrás una genuina sensación de éxito. Quizá debas comprar pantalones nuevos. Y hasta te detendrás a verte en los espejos para admirar la diferencia. Así que saca esa antigua foto. Tómate una nueva. Publícalas en Facebook o Twitter.

Al cabo de ocho semanas, la mayoría habrá cumplido sus objetivos, pero no todos. Tal vez debas perder más peso, o tus azúcares en la sangre o resultados de HbA1c no hayan mejorado tanto como esperabas. Si crees estar en la dirección correcta pero que aún no llegas a tu destino, te sugiero que, en lugar de que sigas consumiendo 800 calorías diarias, pases al método 5:2, más flexible (véase la página 128).

El final de la dieta es también un buen momento para que visites a tu médico, vuelvas a hacerte tus exámenes, imprimas tus gráficas si has rastreado tu progreso y celebres lo alcanzado en compañía de tu familia y amigos.

Llegar hasta aquí es un gran logro, pero no querrás echar por la borda todo tu trabajo volviendo a vivir como antes. Tu principal preocupación en este momento debe ser: "¿Cómo permaneceré en forma el resto de mi vida?".

El modo de vida DA

Como sabes, muchas personas que se ponen a dieta terminan recuperando parte, si no es que todo el peso que tan penosamente perdieron. Pero esto no es inevitable. Lo esencial es que crees un estilo de vida al que puedas apegarte. Si esto supone evitar todos tus alimentos favoritos y correr 30 kilómetros diarios, fracasarás. Sé realista.

No te desesperes. Muchas otras personas han perdido peso y lo han mantenido bajo control. Yo bajé 10 kilos hace tres años y ocasionalmente subo un par, pero he descubierto que puedo volver a perderlos rápidamente.

Sé que la principal razón de mi éxito para mantener mi peso es que pasé de atiborrarme de carbohidratos azucarados a seguir un plan alimentario de estilo mediterráneo. Eso, junto con mayor actividad y la práctica de la toma de conciencia (véase el capítulo nueve), me ha ayudado a controlar mi diabetes.

Las siguientes son otras cosas que me han sido útiles y que ahora son parte de mi vida. Se basan en numerosas conversaciones con expertos en dietas:

- **Mi familia y yo nos sentamos a la mesa en cada comida.** Si comes a la carrera o frente a la tele, te alimentarás mal y seguirás comiendo mucho más allá del punto en que normalmente te sentirías satisfecho. Un ejemplo notable de esto ocurrió cuando investigadores de la University of Southern California repartieron entre cinéfilos cubetas de palomitas echadas a perder.[4] Los que acostumbraban comer palomitas en el cine las devoraron, pese a que sabían horrible. Esto muestra la poca atención que ponemos en lo que comemos cuando estamos distraídos.

- **Trato de comer despacio.** Los alimentos que ingieres tardan en llegar a las partes de tu intestino delgado donde las células liberan una hormona, PYY, que le dice a tu cerebro: "Ya estoy satisfecho". Por eso, si comes despacio comerás menos. Yo bajo el cuchillo y el tenedor, y espero treinta segundos antes de volver a tomarlos. También dejo alimentos en mi plato cuando ya no tengo hambre. Esto es lo contrario de lo que me enseñaron de niño.

- **Evito productos "de dieta",** ya que están demasiado procesados y suelen contener azúcar y/o endulzantes (lo que podría no sofocar las señales de hambre).

- **Tomo mucha sopa.** Sacia bastante, además es práctica y barata. Nosotros hacemos grandes cantidades, a menudo con sobras de verduras y guardamos la parte sin usar en el congelador.

- **No bebo mucho alcohol.** El alcohol contiene demasiadas calorías y te desinhibe, así que tiendes a consumir refrigerios. He optado por tomar vino tinto y sólo lo bebo cuando como. También dejo lejos la botella, porque sé que es menos probable que llene mi copa con regularidad si tengo que pararme. Por razones similares, mantenemos la sal en la alacena más que sobre la mesa, y toda la comida que queda se deja en la estufa. No me serviré más si tengo que atravesar la cocina.

- **Mantén los alimentos tentadores fuera de tu casa o de tu vista.** A veces los chicos comen a escondidas chocolate y pastelillos, pero saben que no deben dejarlos donde puedan ser vistos. En un ingenioso estudio, investigadores de Cornell University recorrieron algunas casas en Syracuse, Nueva York, para tomar fotografías de sus cocinas. Descubrieron que podían deducir el peso de una familia con base en los alimentos que dejaba a la vista. Por ejemplo, si eran cereales para el desayuno, los habitantes de la casa pesaban en promedio 10 kilos más que los de hogares donde aquéllos se guardaban. Los cereales para el desayuno tienen fama de saludables. No lo son.[5]

- **No permitas que tu alacena se vacíe.** Si no hay alimentos en casa, ordenarás comida ya hecha. Confirma que haya muchos productos, como nueces, yogur y huevos. Surte constantemente el refrigerador con verduras crudas como bastones de zanahoria, pimiento verde o jitomate, quizá con un poco de salsa o hummus, para momentos en los que necesites un refrigerio. Todo lo rebosante de calorías debe cubrirse y guardarse en lo más profundo del refrigerador, donde no se vea. Mi debilidad es el pan tostado. Le sugerí a mi esposa que nos deshiciéramos del tostador (alegando que casi no uso la parrilla) pero se negó. Ahora conservo nueces sin sal junto a él, para que cuando me sienta tentado a comer un refrigerio de pan tostado con mermelada, coma nueces. Casi siempre.

- **Me peso varias veces a la semana.** Las básculas pueden ser muy veleidosas; mi peso parece subir y bajar en ocasiones como un yo-yo. Suele pensarse que no debemos pesarnos más de una vez a la semana, pero un estudio reciente sugiere que más es mejor. En esta prueba particular se siguió a 40 personas que asistían a un programa de promoción de la salud.[6] Algunas se pesaban todos los días, otras una vez a la semana, al mes o casi nunca. Entre más se pesaban, más adelgazaban.

- **Usa cinturón.** Una de las formas más certeras de saber que acumulas grasa mala para la salud es cuando vuelves a sentir que el cinturón te aprieta.
- **Cuando comemos fuera,** vigilo que los meseros nunca dejen el cesto del pan sobre la mesa, o me lo comería. Me ciño a un solo plato, con muchas verduras en lugar de arroz o papa. Rara vez como postre, y cuando lo hago lo comparto con otra persona. Las investigaciones indican que una pequeña cantidad de un preparado rico y cremoso te deja tan satisfecho como una ración grande.
- **No voy de compras con el estómago vacío** y me propongo llenar al menos la mitad de la canasta con cosas saludables. Cuando tomo un pastel, examino siempre la etiqueta. El enorme número de calorías y la inmensa cantidad de azúcar hacen que lo devuelva al estante. Antes me engañaba pensando que si compraba un pastel o un paquete de panecillos sólo comería una cantidad reducida, pero ahora sé que eso no es cierto. Por esta misma razón, nunca compro barras grandes de chocolate, por baratas que estén.
- **Siempre subo las escaleras** y trato de hacerlo corriendo. Creo que es muy triste que tanta gente se monte ahora en las escaleras eléctricas cuando podría quemar calorías extra si las subiera.
- **Cuando se me antoja algo dulce,** compro goma de mascar sin azúcar. Los antojos consisten en imaginar las texturas y sabores del alimento prohibido. Es casi imposible pensar en el sabor del chocolate mientras mascas un chicle.
- **Tenemos una perra,** Tari, que ladra muy fuerte si no la sacamos a pasear al menos una vez al día. Ésta no es una sugerencia muy práctica si vives en una ciudad o prefieres a los gatos.
- **Mantente ocupado.** Adopta un nuevo pasatiempo que mantenga activos tu cuerpo y tu mente. Yo tomé un curso de baile latinoamericano mientras estaba a dieta. Eso conservaba en marcha mi corazón y me ofrecía un reto mental.

- **Agradezco "tres cosas buenas".** Esta práctica se basa en una idea del psicólogo estadunidense Martin Seligman. Al término de tu jornada, piensa en y/o anota tres cosas que hayan salido bien ese día y la razón de que haya sido así. No es indispensable que se trate de algo monumental; quizás alguien te hizo un cumplido o viste un bello atardecer. El hecho es que esto dirige tu atención a lo positivo. Es una buena manera de subirte el ánimo y fortalecer tu resistencia.
- **Intento ayunar una vez a la semana.** Hay un día en que trato de pasar al menos 12 horas sin alimento. Desayuno, omito la comida y ceno ligero. Breves periodos de ayuno tienen beneficios para la salud. Asimismo, ayunar me recuerda que soy yo quien controla al hambre, no ella a mí.

Una DA menos intensiva: el método 5:2

Todos somos diferentes. Muchos —como los sujetos de los estudios de caso de este libro— descubren que 800 calorías diarias son muy fáciles de sobrellevar y siguen adelante. Esto es así en personas motivadas y espero que lo sea para ti.

Pero ninguna dieta es para todos. Si inicias ésta y no sientes que te acomode, o descubres que 800 calorías diarias son demasiado estrictas o molestas para apegarte a ellas ocho semanas seguidas, te recomiendo adoptar el método 5:2 como una opción más moderada: durante cinco días de la semana no cuentas calorías; sólo sigues la dieta mediterránea baja en carbohidratos que ya describí. Los dos días restantes reduces tus calorías a 800 diarias empleando los menús de este libro. Puedes elegir los días que quieras, aunque es mejor que seas sistemático para que puedas asumir un patrón. Intenta días consecutivos, como lunes y martes, o separados, como lunes y jueves, lo que te funcione.

De esta forma no adelgazarás tan rápido como lo harías si te apegaras a las 800 calorías diarias, pero este procedimiento puede ser más eficaz que una dieta convencional. Los estudios señalan que el método

5:2 es más fácil de seguir; pierdes grasa (antes que músculo) más rápido y adviertes mayores mejoras en tu sensibilidad a la insulina.[7]

Escribí mucho sobre los beneficios de salud y pérdida de peso de la dieta del "ayuno intermitente" en otra parte (*The Fast Diet*, thefastdiet.com.uk).

En la versión original de la *Fast Diet*, recomendé a los hombres apegarse a 600 calorías diarias, y a las mujeres a 500, dos veces a la semana. Subir a 800 calorías es casi lo mismo, en particular si los cinco días restantes sigues un régimen bajo en carbohidratos.

La dieta 5:2 fue el medio con el que revertí mi diabetes, y luego de que escribí ese libro he recibido correos de personas "exdiabéticas", entre ellos el de Leo, quien llevaba 12 años como diabético tipo 2.

Pese a estar en tratamiento, los azúcares de Leo estaban tan mal que en 2012 su médico le dijo que tendría que recibir inyecciones de insulina. En lugar de ello, Leo hizo mi dieta 5:2, bajó 20 kilos en tres meses y se libró de sus medicinas. Tres años después ha recuperado unos kilos, pero sus azúcares en la sangre permanecen en buen estado.

¿Qué debo hacer respecto a las revisiones médicas?

Si eres prediabético y tienes un monitor personal de glucosa en la sangre, te recomiendo que, al menos al principio, te hagas revisiones mensuales de azúcar en ayunas, sólo para confirmar que mantienes el curso debido. También haz que tu médico te realice revisiones anuales de azúcar en la sangre. Si recuperas tu estilo de vida y actividad anteriores, te arriesgarás a volver a ser prediabético.

Si eras diabético tipo 2, con la supervisión de tu doctor hazte revisiones diabéticas regulares. Usualmente esto debe ocurrir al menos una vez al año. Si tu nivel de azúcar permanece en la escala normal, quizá tu médico acepte revisarte menos seguido. Pero no abandones estos chequeos, ya que es importante confirmar que tus riñones, ojos, pies, sistema cardiovascular y otros órganos no resienten efecto alguno.

¿Qué puedo hacer si las cosas siguen la dirección equivocada?

Antes que nada, analiza tu dieta: ¿incurres más de lo necesario en el consumo de carbohidratos simples altos en IG? ¿Tus porciones han aumentado? Si de veras quieres seguir sano, tendrás que actuar. Esto podría implicar reducir simplemente las golosinas extra que te has permitido, o añadir algunas semanas de ayuno intermitente (véase la opción DA 5:2, líneas atrás). Algunas personas hacen del método 5:2 su programa de mantenimiento, o pasan a un método 6:1 (800 calorías uno de cada siete días). Las investigaciones demuestran que aun si te abstienes un solo día a la semana podrás obtener los beneficios metabólicos del ayuno, como más sensibilidad a la insulina.

Inspecciona después tus niveles de ejercicio y actividad: ¿todavía subes las escaleras, das un paseo regular y haces ejercicios de resistencia (véase el capítulo siguiente)?

¿Pasas por un periodo de trastorno y tensión? De ser así, el aumento de cortisol podría perturbar tus azúcares en la sangre. El capítulo nueve te ofrece técnicas para eliminar tu estrés y mitigar la alimentación de consuelo.

Por último, no te desesperes ni te des por vencido. Es normal que subas un poco de peso después de haber dejado la dieta, así que no te culpes ni te reprendas. Lo principal es que vuelvas al redil lo más pronto posible. Este libro ofrece pautas de base científica y numerosos consejos, pero lo importante es que los ajustes a tu situación. Unirte a una comunidad de personas afines en línea puede ser muy útil para que estés al tanto de los avances científicos más recientes, o simplemente para que compartas experiencias.

8 Actívate

El ejercicio es muy importante para la salud, en particular si tienes dificultad para controlar tus niveles de azúcar en la sangre. Como ya vimos, el punto de partida de casi todos los casos de diabetes tipo 2 es la resistencia insulínica, por lo cual tu cuerpo deja de responder a ésta y obliga al páncreas a producir más. Pues bien, la manera rápida y eficaz de reducir la resistencia a la insulina es hacer más ejercicio.[1]

El problema es que muchas personas consideran el ejercicio como una tarea algo rutinaria. Este programa te brindará el máximo beneficio en el mínimo de tiempo.

El más simple de los comienzos

Lo primero y más fácil que puedes hacer es ponerte de pie cada 30 minutos. Haz esto desde la semana 1 de la dieta. Podrías dejar este libro ahora mismo y hacerlo en este momento.

Las evidencias de que sentarse mata se remontan a la década de 1950, cuando en un estudio se comparó a cobradores de autobús (quienes viajan de pie) con los conductores (quienes lo hacen sentados). Resultó que los conductores tuvieron el doble de riesgo de desarrollar enfermedades del corazón.[2]

Desde entonces nos hemos vuelto mucho más sedentarios. Nos sentamos en el trabajo, en el auto, en casa y sólo nos movemos para pasar de un asiento a otro. Muchos pasamos más de la mitad de nuestra vida consciente, al menos ocho horas diarias, sentados frente a una computadora o un televisor.

Los efectos de esto en nuestro cuerpo son fatales. Uno de los estudios más grandes jamás realizados,[3] que involucró a cerca de 800,000 personas, determinó que los sedentarios tienen:

- El doble de probabilidades de desarrollar diabetes tipo 2
- El doble de probabilidades de morir de infarto o derrame cerebral

Para decir esto de otra manera, cada hora que pasas sentado viendo televisión le quitas veinte minutos a tu vida.[4]

Lo que importa no es sólo el tiempo que pasas sentado, sino también el que pasas sentado continuamente. En un estudio recién hecho en Australia,[5] los investigadores reunieron a 70 adultos sanos y les pidieron permanecer sentados nueve horas. Cada determinada hora tenían que comer y se midieron sus niveles de azúcar e insulina. Luego repitieron el experimento, salvo que esta vez se levantaron cada treinta minutos y caminaron un poco.

El solo hecho de pararse y caminar cada 30 minutos hizo que redujeran su nivel de azúcar en la sangre en 39% y el de insulina en 26%.

Así que consigue una app con una alarma que te recuerde que debes moverte cada treinta minutos.

Si ves mucha tele, programa un reloj y da una vuelta durante las pausas comerciales. Podrías fijar una alarma que se active en otra habitación o dejar el control remoto junto al televisor para que debas pararte a cambiar de canal. La televisión está diseñada para atraparte (yo lo sé, pues trabajo en ella), y la única forma de combatir sus insidiosos encantos es estar consciente de sus peligros.

Trabaja de pie

Si te sientas menos, estarás parado más tiempo. Muchos pensadores famosos, como Leonardo da Vinci y Ernest Hemingway, descubrieron que trabajaban mejor si estaban de pie.

Pero ¿esto es práctico y cuánta diferencia haría que nos paráramos más? Para saberlo, vi al doctor John Buckley y un equipo de investigadores de la University of Chester realizar un sencillo experimento.[6] Pidieron a diez empleados de una oficina que trataran de permanecer en pie cuando menos tres horas diarias durante una semana. Sus escritorios fueron retirados y reemplazados por otros especiales para trabajar de pie.

Todos los voluntarios fueron equipados con acelerómetros —monitores de movimiento— a fin de registrar cuánto se movían. Asimismo, usaron monitores de glucosa para medir su nivel de azúcar en la sangre constantemente, de día y de noche.

Algunos voluntarios se mostraron inicialmente nerviosos y dijeron cosas como "Creo que van a dolerme los pies", "Mi espalda no va a resistir" o "Nunca he estado parado tanto tiempo".

Pero todos cumplieron el periodo completo y una mujer con artritis descubrió que estar parada alivió sus síntomas.

¿Qué efectos tuvo esto en el cuerpo de los participantes? Lo primero que descubrimos fue que los voluntarios controlaban mucho mejor su azúcar en la sangre. Después de comer, su nivel de azúcar en la sangre volvió a la normalidad mucho más rápido que antes.

También quemaron 50 calorías extra en una hora. Si tú permaneces de pie tres horas durante cinco días, quemarás 750 calorías extra a la semana, o 30,000 al año, equivalentes a 3.5 kilos de grasa.

"Esto es comparable a correr diez maratones al año", dice el doctor Buckley, "mediante el solo hecho de permanecer de pie tres o cuatro horas al día".

No todos podemos estar parados en el trabajo, pero pequeños ajustes nos serán de utilidad, como levantarnos mientras hablamos por teléfono, o ir a hablar con un colega en lugar de mandarle un correo.

Se hace camino al andar

Caminar es aún mejor que pararse. Caminar es el gran elíxir de la vida y tú deberías proponerte dar 10,000 pasos diarios. Éste es el mínimo recomendado para que puedas mantenerte sano y conservar tu peso bajo control.

En el capítulo seis, en la sección "Antes de empezar", te pedí que registraras cuántos pasos das en una semana normal, a fin de que puedas monitorear cualquier incremento.

No querrás pasar de cero a 100 kilómetros por hora, así que aspira a un aumento sostenido. La mayoría promedia 5,000 pasos diarios (las personas mayores y con sobrepeso tienden a dar menos). Si aumentas esa cifra en 500 cada semana durante la DA, al final de las ocho semanas estarás cerca del mágico 10,000.

En otras palabras, si normalmente das 5,000 pasos diarios, al principio de la semana 1 deberías proponerte dar 5,500 pasos diarios, en la semana 2 subir a 6,000 y así sucesivamente. Descubrirás que a medida que pierdas peso te sentirás más vigorizado y más dispuesto a mantenerte activo.

Como caminarás más, deberás invertir en calzado cómodo. Tal vez debas comprar incluso zapatos especiales con acojinamiento extra.

¿Cómo elevarás el número de pasos que das? Idealmente, lo harás incorporando esta tarea a tu jornada, para que no sea un deber, sino algo que haces sin pensar.

Mis reglas personales son:

1. Siempre subo las escaleras. Trabajo en el séptimo piso de un edificio en el centro de Londres. Son 200 pasos de ida y vuelta. Subo y bajo las escaleras al menos dos veces al día. Esto se traduce en 800 pasos.

2. Siempre subo caminando o corriendo las escaleras eléctricas.

3. Cuando me desplazo por el centro de Londres, invariablemente camino, si el trayecto es de menos de un kilómetro y medio, o viajo en bicicleta si es mayor que eso. Tengo una bici plegadiza que pinté de un verde muy vivo para que sea menos factible que me la roben y la llevo conmigo al trabajo casi a diario.

4. Vivo a un kilómetro y medio de la estación del tren, colina arriba. Siempre viajo en bicicleta o camino hacia y desde la estación. Recorrer esa distancia equivale a dar 2,000 pasos.

He aquí otros medios para añadir más pasos a tu vida:

- Usa el transporte público y baja del autobús una parada antes.
- Oye música tranquila o un audiolibro; esto puede volver más placentero el acto de caminar.
- Deja tu coche en un lugar lejano del estacionamiento cuando vayas de compras o al súper.
- Cuando estés en un aeropuerto, da vueltas por el lugar en vez de sentarte a matar el tiempo. Caminar antes de un vuelo alivia el desfase horario.
- Si estás en tu trabajo, sal a dar una vuelta entre una reunión y otra. Ve a ver a tus colegas en lugar de enviarles correos. Levántate mientras hablas por teléfono (las investigaciones indican que esto también te hará parecer más seguro que cuando estás sentado).
- Piensa en comprar un escritorio con caminadora. Te permitirá caminar mientras estás parado frente a tu escritorio. No he probado esto, pero hay un link con un informe de un periodista de la bbc que sí lo hizo: http://www.bbc.co.uk/news/magazine-21076461.
- Asume actividades como arreglar el jardín, pintar o bailar, que demandan mucho movimiento.

- Cuando estés de vacaciones, haz visitas guiadas a pie. Normalmente se realizan en grupo, duran de una a dos horas, son muy económicas (a veces gratuitas) y las encabezan individuos conocedores y entusiastas. Hasta ahora, he adoptado esta práctica en Dublín, Berlín, Londres, Sydney y París. Mis hijos, a quienes no les gusta nada caminar, ya se han aficionado a esta actividad.
- Únete a un grupo de excursionistas o forma el tuyo. Mi familia y yo pasamos tres o cuatro días al año con nuestros amigos de Australia, Tom y Clare, recorriendo una clásica senda inglesa, como la de costa a costa (caminar de un lado a otro de Inglaterra). Avanzamos 15-18 kilómetros diarios y pasamos así un largo fin de semana.

Sugerencia: si quieres obtener el máximo beneficio, camina a ratos a paso veloz, no sólo moderado.

En un estudio danés,[7] se pidió a 32 diabéticos que caminaran a paso moderado cinco horas a la semana, o que alternaran tres minutos de paso rápido con tres de paso lento, también cinco horas a la semana. Cuatro meses después, el grupo que siguió el régimen de paso rápido ocasional había bajando en promedio 3 kilos.

Entrenamiento de fuerza

Tus músculos crecen hasta que cumples 30 años. Luego, si no los usas, se encogen. Puedes perder 5% de tu masa muscular por década, de los 30 años en adelante.

Para preservar tus músculos debes practicar alguna modalidad de entrenamiento de resistencia. Puedes ir al gimnasio, o hacer lo que yo hago, un régimen simple ideado para ejecutarse en cualquier momento y lugar.

Con este régimen, ejercitas la mayor cantidad posible de grupos musculares importantes, variando entre unos y otros, para que los que no estén siendo trabajados en un momento dado puedan descansar un poco. Comienzo con lagartijas o planchas (para trabajar la parte superior del cuerpo) y las complemento con algo útil para la cintura (abdominales) o las piernas (sentadillas).

Mi práctica se basa en un artículo publicado en el *American College of Sports Medicine's Health & Fitness Journal*[8] y la realizo al menos tres veces a la semana a primera hora. Sólo me quita cinco minutos.

Mis ejercicios favoritos son lagartijas, sentadillas, abdominales, giro de bíceps y tabla.

Lagartijas: acuéstate boca abajo con las palmas de las manos bajo los hombros, extiende los brazos y mantén la punta de los pies tocando el suelo. Mantén derecho el cuerpo. Bájalo hasta que tus codos formen un ángulo de 90 grados e impúlsalo nuevamente hacia arriba. Si este ejercicio te resulta demasiado difícil, hazlo apoyando las rodillas en el suelo.

Sentadillas: párate con los pies separados. Flexiona las rodillas sosteniendo tu peso en los talones. Mantén recta la espalda. Continúa flexionándote hasta que tus piernas formen un ángulo de 90 grados; imagina que te dispones a sentarte en una silla. Enderézate sin doblar la espalda. Las sentadillas ponen en operación los músculos más grandes del cuerpo. Si quieres, complica un poco este ejercicio usando pesas.

Abdominales: tiéndete boca arriba con las rodillas flexionadas, los pies extendidos sobre el suelo y las manos a los lados de tu cabeza. Flexiona la cintura y sube el torso sin separar la espalda baja del suelo. Apoya el mentón en el cuello. Cuando tus hombros y espalda alta estén erguidos, vuelve al piso.

Giro de bíceps: este ejercicio requiere pesas pequeñas. Párate con los pies separados y las manos en los costados, una de ellas apretando la pesa. Luego, sin separar el brazo del costado, alza esa mano doblando el codo. Transfiere la pesa a la otra mano y repite.

Tabla: acuéstate boca abajo y elévate sobre los antebrazos y las puntas de los pies, de tal manera que tu cuerpo forme una línea recta de punta a punta. Tu cintura no debe subir ni bajar. Aprieta el trasero y mantén esta posición el mayor tiempo posible. Nunca permitas dolor en la espalda baja.

Te sugiero que empieces con una serie de 10 repeticiones de cada ejercicio en la semana 1 de la dieta (con periodos de 20 segundos en la tabla). En otras palabras: haz 10 lagartijas, 10 abdominales y 10 sentadillas. Repite tres veces en la primera semana. Proponte hacer dos series de 10 repeticiones en la semana 2 y tres series en la semana 4.

Adquiere más vigor

La recomendación estándar es realizar al menos 150 minutos de actividad aeróbica moderada (caminar, nadar, podar el pasto) o 75 minutos de actividad aeróbica vigorosa (correr, andar en bicicleta, bailar) a la semana. La mayoría de nosotros estamos lejos de eso.

Por eso me gusta el entrenamiento de alta intensidad (EAI), un método completamente distinto. Es breve pero intenso. Lo ejecuto en casa pero lo mejor, al menos al principio, es hacerlo en un ambiente supervisado como un gimnasio. Como en el caso de cualquier otra forma de ejercicio, sería conveniente que hablaras con tu médico antes de empezar, sobre todo si estás en algún tratamiento.

Entrenamiento de alta intensidad (EAI)

Conocí esta modalidad de ejercicio hace cuatro años, gracias al profesor Jamie Timmons, de Kings College, Londres. El primer día que lo vi, me impactó que dijera que yo podía obtener casi todos los beneficios más importantes del ejercicio dedicando apenas tres minutos a la semana a andar intensivamente en bicicleta. Pensé que esto era demasiado bello para ser verdad, pero me encantan los retos, así que decidí hacer la prueba.

Antes de empezar, me extrajeron un poco de sangre y midieron mi insulina y glucosa en ayunas. Luego, tres veces a la semana durante las seis semanas siguientes me monté en mi bici de ejercicio y pedaleé, siguiendo el régimen que el profesor Timmons me recomendó (véase el recuadro de la página 141). Al principio fue muy duro, pero me acostumbré pronto. Mi familia también se acostumbró a los extraños gruñidos que emitía mientras hacía mi mayor esfuerzo.

Transcurridas esas seis semanas, regresé al laboratorio del profesor Timmons, me hice extraer sangre otra vez y descubrí que mi sensibilidad a la insulina había mejorado en un impresionante 24%, lo cual es acorde, en general ,con lo que él esperaba (en algunos ese porcentaje será mayor, en otros menor).

¿Cómo funciona esto?

Según el profesor Timmons, si llevas a cabo una actividad muy vigorosa, como el EAI, descompones las reservas de glucosa en tu cuerpo, depositadas en tus músculos como glucógeno. Eliminadas estas reservas de glucógeno, crearás espacio para que, después de cada comida, más azúcar sea absorbida en tu sangre.

En comparación con los regímenes estándar de ejercicio, las personas que practican el EAI registran una mayor pérdida de grasa abdominal, lo que, como ya vimos, es importante porque esa grasa se relaciona estrechamente con el riesgo de desarrollar diabetes y enfermedades del corazón.

Un régimen gradual para principiantes

A mí me agrada ejecutar el régimen de 3 x 20 segundos, pero a no ser que tengas muy buena condición física, deberías empezar con algo menos demandante. El siguiente programa se sugiere para diabéticos tipo 2 y personas con condición física limitada:

Semana 1. Pedalea unos minutos en una bici de ejercicio. Cuando te sientas listo, aumenta la velocidad y pedalea lo más rápido que puedas durante 10 segundos. Recupera la respiración y vuelve a pedalear lentamente hasta completar 10 minutos. Haz esto tres veces en la semana 1.

Semana 2. Repite, pero esta vez integra dos "arranques de 10 segundos" a tu recorrido en bicicleta de 10 minutos. Cada arranque debe estar separado por un par de minutos de pedaleo moderado, para que tengas tiempo para recuperarte.

Semanas 3 y 4. Aumenta tus arranques a 15 segundos. Así, harás 2 x 15 segundos en un recorrido de 10 minutos tres veces a la semana.

Semanas 5 y 6. Haz dos tandas de arranques de 20 segundos en tu recorrido de 10 minutos. Resiste la tentación de pasarte de esos 20 segundos. Más tiempo no mejorará tu experiencia; podría empeorarla.

Semana 7 en adelante. Cíñete a dos tandas de 20 segundos o avanza a tres. Sólo evita esforzarte en exceso.

Régimen EAI de Michael Mosley

Mi régimen consiste en tres arranques de 20 segundos, tres veces a la semana en una bici de ejercicio. Intenta esto sólo cuando ya tengas cierta condición física. De no ser así, comienza con el régimen para principiantes que ya detallé.

1. Súbete a una bici de ejercicio y haz un calentamiento breve de pedaleo moderado con tensión restringida. Deberás notar el esfuerzo en tus muslos.
2. Un par de minutos después, empieza a pedalear velozmente hasta hacerlo lo más rápido que puedas.

   La rapidez que elijas dependerá de tu fuerza y condición. Debería ser lo bastante alta para que la resientas 15 segundos después.

   Si transcurridos 15 segundos todavía te es posible mantener el ritmo sin demasiado esfuerzo, no elegiste una rapidez lo bastante intensa, aunque no debe ser demasiada como para paralizarte. Todo es cuestión de experimentar. Descubrirás que, conforme adquieras condición, aumentará la rapidez que puedas resistir. Lo que persigues no es velocidad sino esfuerzo.
3. Después de tu primer arranque de rapidez, reduce la velocidad y pedalea moderadamente un par de minutos para que recuperes la respiración.
4. Repite dos veces más.
5. Termina con un par de minutos de pedaleo moderado para que tu ritmo cardiaco y presión arterial vuelvan a la normalidad antes de que te bajes de la bicicleta.

En total, esto lleva menos de 10 minutos.

Resumen:

- Ponte de pie cada 30 minutos.
- Partiendo de tu nivel actual, añade 500 pasos al día, cada semana, hasta que llegues a 10,000 pasos diarios.
- Haz ejercicios de fuerza tres veces a la semana; empieza despacio y agrega repeticiones cada semana.
- Si quieres probar el EAI, es preferible que comiences en un gimnasio donde se te supervise en forma apropiada.

9 Pon en orden tu cabeza

El estrés y los problemas del azúcar en la sangre están estrechamente relacionados. Un alto nivel de cortisol, la hormona del estrés, vuelve a tus músculos y otros tejidos más resistentes a la insulina. El estrés reduce la capacidad de ésta para introducir azúcar en las células. Las hormonas del estrés también inducen al hígado a liberar más azúcar en la sangre.

Asimismo, el estrés es una causa importante de insomnio y aumento de peso. Cuando te sientes estresado, tiendes a ceder a antojos de carbohidratos y a la alimentación de consuelo.

Para mantener controlado el peso en forma permanente debes cambiar tu manera de concebir tu alimentación y de tratar con los reveses. A muchas personas que han puesto su azúcar bajo control, esta experiencia las ha cambiado. ¿Recuerdas a Carlos? Estaba tan enfermo que se creyó a punto de morir. Ahora trabaja con comedores compulsivos como compañero de diabetes. Geoff Whittington también es un campeón de la diabetes; las audiencias lo adoran porque pueden identificarse con sus experiencias. Bob Smietana, el periodista de Chicago que acostumbraba desayunar donas, entrena para correr maratones. Ellos han sostenido su pérdida de peso volviéndola parte de lo que son y recordándose lo lejos que han llegado.

Cassie, la estudiante de enfermería, lo dijo impecablemente cuando escribió: "No tener que seguir recibiendo insulina es la mejor sensación del mundo. Cada vez que me siento tentada a comer algo que no debería, me digo: 'Si comes eso, volverás a la insulina y la tentación continuará'. Estuve mucho tiempo en una cárcel alimentaria; se me antojaba algo, lo comía y luego me sentía culpable por haberlo hecho. Pero no más. ¡Ahora pienso en la vida y en hacer muchas cosas!".

Dicho esto, siempre habrá días difíciles y estresantes, cuando las cosas marchen mal y tú busques un enorme envase de helado o una barra de chocolate de tamaño familiar. Si cedes (y la mayoría de nosotros lo haremos en algún momento), cuídate de un escollo común durante las dietas, "el pensamiento catastrófico".

Imagina que, por cualquier razón, participas en una comilona. En vez de pensar: "Fue una excepción, soy sólo un ser humano", te dices: "Soy un absoluto fracaso, jamás tendré éxito, nunca podré librarme del azúcar. Así que bien podría rendirme ahora". El resultado de ceder al pensamiento catastrófico puede ser un atracón catastrófico.

Hace poco vi en la televisión un experimento en el que un grupo de personas a dieta se dividían en dos equipos, los cuales eran llevados, por separado, a una clase para hacer pasteles.

Junto antes de empezar se ofrecía al equipo A una rebanada de pastel, una vez ingerida se le dijo al grupo que acababa de consumir 750 calorías.

Al equipo B se le ofreció una rebanada del mismo pastel, pero se le dijo que había consumido sólo 190 calorías.

Ambos equipos pasaron la tarde haciendo pasteles, mientras se les filmaba en secreto.

El equipo A, que creía haber arruinado su dieta, decidió que "¡Qué más da!" y comió todos los restos de pastel que pudo devorar. Sus cuatro miembros consumieron al final casi 2 kilos de pastel. El equipo B, que creyó haber comido una pequeña golosina, se restringió más, y aunque consumió algo de pastel extra, fue mucho menos.

La lección es: no te fíes de los psicólogos mañosos. Pero tampoco del pensamiento catastrófico. Un modo de contrarrestarlo es estar atento a lo que haces. Otra, practicar la toma de conciencia.

Toma de conciencia: cómo reducir el estrés

Muchos de nosotros nos pasamos la vida en medio de autocríticas y pensamientos inútiles que resuenan en nuestra cabeza, los cuales absorben nuestra atención. Esas constantes divagaciones pueden producir una espiral de sobrealimentación, aversión a uno mismo, depresión e insomnio.

Decir "¡Cálmate!" rara vez funciona. Pero puedes contrarrestar esos pensamientos negativos volviéndote más consciente. En vez de obsesionarte, dedica un poco de tiempo a examinarte y analizar tus pensamientos en una forma menos juiciosa y más razonable.

La toma de conciencia es una versión moderna de la antigua práctica de la meditación. Lo bueno es que para practicarla no es necesario que seas una persona religiosa ni que te vayas de retiro a un monasterio tibetano.

Podrías comprar libros sobre ella, pero en realidad no es algo sobre lo que debas leer; es algo que debes hacer. Te recomiendo que te integres a un grupo o baja una app como Headspace, la cual fue creada por un exmonje, Andy Puddicombe, y te guiará a lo largo de este proceso.

Las sesiones de esa app son cortas —de apenas 10 minutos al principio, de 15 minutos más tarde y de 20 al final—, así que no te quitarán mucho tiempo. Aun si eres escéptico, te aseguro que vale la pena hacer la prueba. He descubierto que esta práctica reduce los antojos y me ayuda a dormir mejor.

Para llevar a cabo una sesión de toma de conciencia, me siento en un sillón cómodo, activo mi app, pongo las manos sobre mis piernas y cierro los ojos. Entonces, guiado por la app, paso los minutos siguientes tratando de concentrarme en mi respiración.

Me abstraigo en la sensación de la respiración al pasar por mis fosas nasales, llenar mi pecho, dilatar y contraer mi diafragma. Intento concentrarme en esta tarea cuando siento que me distraigo, lo cual efectivamente ocurre, y vuelvo a fijarme en mi respiración.

Concibo mis pensamientos como globos que flotan en mi conciencia; una vez que noto que están ahí, simplemente les permito vagar.

Digo "simplemente", pero al principio verás que es casi imposible dejar de pensar en fechas límite, comida, sobregiros, tus hijos, tu expareja, etcétera... Podrías pensar: "Esto no está dando resultado, ¿qué pretende Michael Mosley?". Haz a un lado tales suspicacias; este método se facilitará después. Como en el caso de cualquier otra habilidad: la práctica hace al maestro.

La toma de conciencia puede ser muy eficaz en un periodo muy corto. En un estudio reciente,[1] los investigadores tomaron a quince voluntarios que nunca habían probado nada parecido a la toma de conciencia y los sometieron a un escáner cerebral. También les pidieron responder un cuestionario sobre la ansiedad.

Más tarde los voluntarios pasaron por cuatro sesiones de instrucción de toma de conciencia durante cuatro días y los exámenes se repitieron. Las mediciones de ansiedad cayeron 39%. Los resultados revelaron un incremento de actividad en las áreas del cerebro que controlan la preocupación, en particular la corteza prefrontal ventromedial y el giro cingulado anterior. Esto confirma que la toma de conciencia refuerza nuestra capacidad para ignorar pensamientos y sentimientos negativos.

A fin de formarte una idea de lo que la toma de conciencia puede hacer, prueba una o las dos cosas siguientes:

Ejercicio de respiración

Entra a un cuarto tranquilo, siéntate y cierra los ojos. Inhala y exhala por la nariz; despacio cuenta hasta cuatro mientras inhalas, y otra vez hasta cuatro mientras exhalas. No respires hondo ni permitas que tu pecho suba y baje. Activa un reloj automático y repite durante tres minutos.

Relajación progresiva de los músculos

En la década de 1920, el doctor Edmund Jacobson desarrolló una técnica para tensar y relajar por completo grupos específicos de músculos. Un estudio publicado en *Diabetes Care* demostró que cinco sesiones semanales, de este tipo de terapia, ayudan a reducir el nivel de azúcar en la sangre. Este ejercicio resulta aún más fácil si alguien te guía, ¡en vez de que trates de hacerlo y leer el libro al mismo tiempo! O sencillamente graba las instrucciones y reprodúcelas para seguirlas.

Siéntate en una silla con los pies extendidos en el suelo. Cierra los ojos. Cuando tenses un músculo, mantén la tensión cinco segundos y relaja durante treinta antes de pasar al siguiente. Al final, respira hondo y estírate.

Mano y antebrazo derechos: cierra el puño y suelta.

Brazo derecho: flexiónalo para tensar el músculo y suelta.

Mano y antebrazo izquierdos: cierra el puño y suelta.

Brazo izquierdo: flexiónalo para tensar el músculo y suelta.

Frente: alza las cejas y luego relaja el rostro.

Ojos y mejillas: cierra bien los ojos y relaja.

Boca y mandíbula: aprieta los dientes, baja las comisuras de la boca y relaja.

Hombros y cuello: une las manos en la nuca y tensa con la parte trasera de la cabeza lo más fuerte que puedas (sin mover la cabeza). Alza los hombros y tensa la cabeza contra ellos lo más fuerte que puedas en un movimiento horizontal.

Pecho y espalda: respira hondo, mantén la respiración y tensa los hombros en la espalda al mismo tiempo; suelta y respira normalmente.

Abdomen: tensa los músculos y suelta.

Muslo derecho: adelanta el pie derecho lo más que puedas y suelta.

Pantorrilla derecha: levanta el talón derecho y relaja.

Pie derecho: dobla los dedos y suelta.

Muslo izquierdo: adelanta el pie izquierdo y relaja.

Pantorrilla izquierda: levanta el talón izquierdo y relaja.

Pie izquierdo: dobla los dedos y relaja.

Conclusión

Esto es todo y es bastante por asimilar. El aumento del azúcar en la sangre es una amenaza seria, pero me siento muy motivado por el trabajo que se hace en la actualidad para saber cómo podemos combatirlo y revertirlo.

El vínculo con la grasa es evidente; no tanto la grasa en nuestra dieta como la de nuestro estómago, la abdominal, la visceral, la que se infiltra en el hígado y el páncreas. Libérate de ella (o, de preferencia, no la acumules, en primer término) y resolverás muchos problemas.

Hay múltiples razones de que estemos donde estamos, entre ellas el hecho de que la industria alimentaria haya respondido al mensaje de la dieta baja en grasas bombardeándonos con productos repletos de azúcar. Pero ya hay evidencias de que esa marea está cediendo y los consumidores aseguran que el azúcar es una de sus grandes preocupaciones.

Sin embargo, creo que nosotros, como sociedad, debemos cambiar la mentalidad respecto a comer y permitir a nuestros hijos un sinfín de golosinas. Consumir dulces no sólo es un placer culpable; también contribuye a propagar la epidemia de diabesidad.

Si tú tienes diabetes tipo 2, prediabetes o mucha azúcar en la sangre, el mensaje de este libro es claro: *haz algo*. No des por supuesto que los medicamentos lo harán mejor que tú, o que tu médico tiene todas las respuestas. Si crees tener problemas de azúcar, o tienes un amigo o pariente, que podría estar en riesgo, háganse la prueba. Entre más tiempo dejes pasar, será peor.

Las compañías farmacéuticas no cesan de desarrollar nuevos medicamentos. Los cirujanos perfeccionan y promueven operaciones para bajar de peso. Hoy se destinan a esas actividades cuantiosos recursos de investigación.

Pero creo que, si se les diera a escoger, muchas personas preferirían curarse solas mediante la pérdida de peso y la dieta. Una de las cosas que más me emocionaron durante más de dos años que le dediqué a este libro fueron las inspiradoras historias de cambio de personas que transformaron su vida.

Este libro contiene todo lo que necesitas para hacer la dieta del azúcar de 8 semanas. Pero si deseas más información, asesoría o apoyo, visita http://www.thebloodsugardiet.com

Ese sitio se actualiza constantemente, así que agradeceríamos enormemente cualquier comentario. Queremos formar una comunidad en la que la gente comparta experiencias, recetas y apoyo en momentos difíciles. Nuestra página incluirá las investigaciones más recientes y consejos actualizados provenientes de profesionales y de personas a dieta.

Recetas y planes de menús

Dra. Sarah Schenker

1. 50 recetas para el desayuno, el almuerzo, la comida y la cena
2. Recetas fáciles y rápidas
3. Sopas instantáneas
4. Hornear sin culpa
5. Planes de menús

Nota: para mayor facilidad, todos los conteos de calorías corresponden a una porción y se redondearon a la decena más cercana.

50 recetas para el desayuno, el almuerzo, la comida y la cena

Desayuno

(menos de 200 calorías)

Yogur (3 variantes)

Compota de ruibarbo - 160 calorías

Rinde 1 porción

500 gramos de ruibarbo, limpio y cortado en trocitos
1 naranja (el jugo y su ralladura)
1 limón (el jugo y su ralladura)
1 trozo de jengibre, pelado y finamente picado
150 gramos de yogur natural

Precalienta el horno a 180°C. Pon en un refractario el ruibarbo, la ralladura, el jugo y el jengibre. Mete al horno sin tapar de 30 a 40 minutos. Deja enfriar y pasa a un recipiente hermético. Se conserva en el refrigerador de 1 a 2 días.

Sirve con dos cucharadas de yogur.

Con almendras y maracuyá - 170 calorías
Rinde 1 porción

150 gramos de yogur natural
1 cucharada de almendras fileteadas
1 maracuyá

Tuesta las almendras en una sartén a fuego lento hasta que se doren (un par de minutos). Retira del sartén y deja enfriar.

Vierte el yogur en un tazón, incorpora las almendras y revuelve. Parte a la mitad el maracuyá, extrae la pulpa y revuélvela con el yogur.

Con mango, manzana y avellanas - 180 calorías
Rinde 1 porción

150 gramos de yogur natural
1 manzana sin corazón y en cubos
½ mango pelado y cortado en trozos
1 cucharada de avellanas peladas

Pon el mango y las avellanas en un procesador de alimentos y bate hasta formar una masa irregular. Vierte en un plato, agrega la manzana y cubre con el yogur.

Crema de almendras con manzanas y gojis - 110 calorías

Rinde 4 porciones

Para la crema:
300 gramos de almendras sin pelar

2 cucharaditas de bayas de gojis
1 manzana sin corazón y en rebanadas

Para hacer la crema, precalienta el horno a 190°C pon las almendras en una charola y hornea 10 minutos. Retira y deja enfriar. Vierte en un procesador de alimentos y bate hasta obtener una mezcla uniforme (se conserva en el refrigerador de 2 a 3 días).

Sirve en un plato 2 cucharadas de crema y espolvorea con gojis y unta sobre las rebanadas de manzana.

Portobellos tostados con espinacas y garbanzos cocidos - 150 calorías

Rinde 1 porción

2 hongos Portobello
Un poco de aceite de oliva
2 manojos de espinacas
2 cucharadas de garbanzos de lata, escurridos y enjuagados
Una pizca de nuez moscada
Una pizca de paprika

Pon la parrilla a fuego alto. Coloca los hongos en una charola de horno, rocía con el aceite y sazona con una pizca de sal y abundante pimienta negra. Deja al fuego 3 minutos.

Entre tanto, pon las espinacas con un poco de agua en un cazo pequeño y cuece a fuego medio hasta que encojan. Escurre y espolvorea la nuez moscada.

Vierte los garbanzos en un tazón, espolvorea la paprika y machaca con un tenedor. Pon espinacas y garbanzos entre los dos hongos.

Portobellos tostados con queso de cabra y piñones - 150 calorías

Rinde 1 porción

2 hongos Portobello
Un poco de aceite de oliva
30 gramos de queso de cabra

1 cucharada de piñones
1 manojo de cebollines picados

Pon la parrilla a fuego alto. Coloca los hongos en una charola de horno, rocía con el aceite y sazona con una pizca de sal y abundante pimienta negra. Deja al fuego 3 minutos. Retira, esparce el queso y espolvorea los piñones. Devuelve a la parrilla 2 minutos más. Espolvorea los cebollines.

Plato energizante sin carbohidratos - 180 calorías

Rinde 1 porción

1 cucharada de pasas
50 mililitros de jugo de manzana
2 cucharadas de semillas de linaza molidas
2 cucharadas de yogur natural
Una pizca de canela molida
1 cucharada de nuez de Castilla en trozos

Pon la pasas en un tazón y vierte el jugo de manzana. Mete al refrigerador al menos 1 hora o durante la noche.

Para servir, mezcla las semillas de linaza con el yogur y espolvorea la canela y la nuez.

Omelet de chícharos y espinacas - 180 calorías

Rinde 1 porción

50 gramos de chícharos congelados
1 manojo grande de espinacas
2 huevos
1 cucharada de cebollines picados
Un poco de aceite de oliva

Pon a hervir agua en un cazo y cuece los chícharos 5 minutos. Agrega las espinacas a último minuto y escurre bien.

Bate los huevos y sazona. Añade los chícharos, espinacas y cebollines y mezcla. Calienta el aceite en una sartén, vierte la mezcla con huevos y deja cocer.

Chabacanos con yogur a la parrilla - 140 calorías

Rinde 2 porciones

Para el marinado:
1 cucharadita de aceite de oliva
1 cucharada de jugo de limón fresco
1 cucharadita de canela molida

6 chabacanos pelados y cortados en rebanadas de 1 cm
4 cucharadas de yogur griego
50 gramos de frambuesas
1 cucharada de avellanas en trozos
Un manojo de yerbabuena picada

En un tazón pequeño combina el aceite de oliva, jugo de limón, canela y mézclalos.

Pasa los chabacanos por el marinado. Ponlos en la parrilla caliente, voltea una vez y rocía una o dos veces con el líquido restante hasta que estén suaves y dorados, de 3 a 5 minutos por lado.

Sirve con el yogur y esparce las frambuesas, avellanas y yerbabuena.

Batido de melón, arándanos y espinacas - 130 calorías

Rinde 1 porción

¼ de melón chino picado
50 gramos de arándanos

157

200 mililitros de leche de almendras sin endulzar
2 manojos de espinacas tiernas
Una pizca de semillas de girasol

Pon en una licuadora el melón, espinacas y leche de almendras y licua hasta uniformar. Incorpora las semillas de girasol, revuelve y vacía en un frasco o recipiente. Mete al refrigerador al menos una hora (o hazlo una noche antes).

Batido de té verde y arándanos - 100 calorías

Rinde 1 porción

200 mililitros de agua
1 bolsita de té verde
50 gramos de arándanos
2 cucharadas de yogur griego
1 cucharada de almendras
1 cucharada de semillas de linaza

Pon el agua a hervir, agrega la bolsita de té y deja en infusión 4 minutos. Retira la bolsa y mete al refrigerador (de preferencia durante la noche). Vierte en una licuadora con los demás ingredientes y mezcla.

Bebidas verdes (2 variantes)

Rinde 1 porción

De espinacas y frambuesas - 70 calorías

2 manojos grandes de espinacas tiernas
200 mililitros de agua de coco

1 puño de frambuesas
Jugo de 1 limón

Licua todo y sirve frío.

De frutas y verduras mixtas - 90 calorías

1 taza de verduras verdes (acelgas, bok choi, espinacas, col rizada o calabacitas)
1 taza de líquido (agua de coco, leche de almendras o yogur natural diluido
    con agua al gusto)
1 taza de fruta (manzana, moras o naranja)

Licua las verduras y el líquido; añade la fruta y licua de nuevo.
    Puede congelarse o guardarse un día en el refrigerador.

Almuerzo
(300-400 calorías)

Frittata vegetariana - 320 calorías

Rinde 2 porciones

2 pimientos rojos
Un poco de aceite de oliva
3 cebollitas Cambray picadas
2 dientes de ajo machacados
½ lata de 400 gramos de garbanzos escurridos y enjuagados
1 cucharadita de paprika ahumada
100 gramos de espinacas tiernas
4 huevos grandes batidos
Una pizca de sal y pimienta negra recién molida

Corta los pimientos en mitades y desvena. Pásalos por el aceite, ponlos en una charola de horno con la piel hacia abajo y asa a fuego alto hasta que la piel se ennegrezca y se tueste. Mete en una bolsa refractaria y cierra bien. Deja enfriar. Pela los pimientos y pica en trozos grandes.

Calienta el aceite de oliva en una sartén grande a fuego medio y saltea las cebollas Cambray y el ajo hasta que estén suaves. Agrega la pimienta, los chícharos y la paprika. Saltea 5 minutos.

Añade las espinacas y mueve hasta que encojan. Agrega los huevos, sal y pimienta, y revuelve levemente para incorporarlos a la mezcla y deja a fuego medio 2 minutos.

Precalienta la parrilla a fuego alto y pon la sartén para que la cubierta de la frittata se endurezca. Tardará un minuto en dorarse e inflarse ligeramente.

Waffles sin carbohidratos - 290 calorías

Rinde 1 porción de 2 waffles

2 claras de huevo más 1 huevo entero
2 cucharadas de harina de coco
2 cucharadas de leche
½ cucharadita de polvo para hornear
Aceite en spray
Fresas para acompañar

Bate las claras a punto de nieve. Vierte la harina, la leche, el polvo para hornear, el huevo, y revuelve.

Calienta la wafflera a la temperatura más alta y unta con mantequilla o rocía spray antiadherente. Vacía la mezcla y cuece hasta que dore, de 3 a 4 minutos (si no tienes wafflera, usa una sartén caliente; rocía aceite y vierte con un cucharón la mitad de la mezcla para hacer una crepa gruesa). Acompaña con fresas.

Huevos horneados con ensalada de chícharos, feta y yerbabuena - 330 calorías

Rinde 4 porciones

Mantequilla
3 huevos grandes
125 mililitros de nata semidescremada
1 cucharada de queso parmesano rallado
1 manojo de albahaca fresca picada
300 gramos de chícharos
3 cucharadas de yerbabuena fresca picada
1 aguacate en cubos
Jugo de 1 limón
1 cucharada de aceite de oliva
50 gramos de espinacas
100 gramos de queso feta desmenuzado

Precalienta el horno a 180°C y unta con mantequilla un molde para hornear o cuatro moldes pequeños.

Bate los huevos, la nata, el queso parmesano y el albahaca en un tazón hasta combinar bien, y sazona al gusto con sal y pimienta negra recién molida. Coloca la mezcla en el molde y hornea de 10 a 12 minutos hasta que los huevos cuajen.

En tanto, coloca en un tazón los chícharos, la yerbabuena, el aguacate, el jugo de limón y el aceite de oliva.

Para servir, divide en 4 porciones y cubre con la ensalada de chícharos y yerbabuena. Espolvorea el queso feta.

Revoltijo mexicano - 340 calorías

Rinde 2 porciones

1 chile rojo desvenado
1 cucharada de aceite de colza

200 gramos de champiñones tiernos partidos a la mitad

1 diente de ajo picado

1 cucharadita de condimento cajún

1 lata de 200 gramos de frijoles negros escurridos y enjuagados

2 huevos

1 aguacate maduro picado

Gajos de limón

Sal y pimienta fresca recién molida

Parte la mitad del chile en rajas y reserva; pica finamente la otra mitad.

Calienta el aceite de colza en una sartén a fuego medio y fríe los champiñones 5 minutos o hasta que doren. Agrega el chile picado finamente, el ajo, el condimento cajún y los frijoles, y déjalos cocer 5 minutos; sazona al gusto. Sirve los champiñones en dos platos.

Usa la misma sartén con el resto del aceite para freír los huevos a tu gusto.

Coloca cada huevo frito en un plato con los champiñones, el aguacate y las rajas. Sirve con los gajos de limón.

Plato frugal de arroz con pescado y huevo duro - 360 calorías

Rinde 2 porciones

1 coliflor grande

1 cucharada de aceite de oliva

1 cebolla morada picada

1 chile rojo desvenado y picado

2 cucharadas de curry

1 cucharadita de semillas de mostaza

1 cucharadita de pimienta de Cayena

2 filetes chicos de caballa ahumada desmenuzada

2 huevos duros, sin cascarón

4 cebollas Cambray rebanadas

1 manojo de perejil picado

Sal y pimienta negra recién molida
Aceite de oliva

Para hacer el "arroz" de coliflor: precalienta el horno a 200°C. Elimina los tallos, pon los cogollos en un procesador de alimentos durante 30 segundos. Pasa a un tazón, agrega un poco de aceite de oliva y revuelve suavemente. Extiende la coliflor en una capa delgada sobre una charola y hornea 10 minutos.

Mientras tanto, pon aceite en una sartén antiadherente a fuego medio y saltea la cebolla y el chile 5 minutos. Añade todas las especias y fríe 1 o 2 minutos más.

Vierte la coliflor, revuelve y agrega la caballa. Sazona bien y deja calentando ligeramente unos minutos.

Parte en cuatro los huevos duros. Aparte, coloca el guiso de la sartén en 2 tazones y acompaña con el huevo.

Huevos escalfados con salmón - 320 calorías

Rinde 2 porciones

4 hongos Portobello
Un poco de aceite de oliva
2 rebanadas de salmón ahumado (de 50 gramos)
1 cucharada de nata semidescremada
1 cucharadita de mostaza de grano entero
Un chorrito de jugo de limón
2 manojos de berros picados
2 huevos escalfados
1 cucharada de piñones tostados

Pon la parrilla a fuego alto. Coloca los hongos en una charola de horno, rocíalos con aceite y sazona con una pizca de sal y abundante pimienta negra. Asa 3 minutos.

Pon una rebanada de salmón ahumado sobre cada hongo. Aparte, mezcla la nata, mostaza y jugo de limón y coloca sobre el salmón.

Acompaña con los berros, un huevo escalfado y un poco de piñones.

Sopas, ensaladas y comidas

(200-300 calorías)

Copas de lechuga de (3 variantes)

Rinde 1 porción

Desprende la hoja de una lechuga y rellénala con una cucharada de alguno de los rellenos siguientes.

De cangrejo con mostaza - 210 calorías
Mezcla 100 gramos de cangrejo con 1 cucharada de nata, 1 cucharadita de mostaza de Dijon, un chorrito de jugo de limón, un manojo chico de eneldo picado y 1 cucharadita de alcaparras.

De pollo con nuez - 300 calorías
Mezcla 1 cucharada de nata con 1 cucharadita de mostaza de Dijon y un chorrito de jugo de limón. Agrega 100 gramos de pollo cocido, cortado en cubos pequeños, una manzana roja pequeña (sin corazón y finamente picada), 1 cucharada de nuez de Castilla en trozos y un tallo de apio picado.

De tocino con aguacate - 290 calorías
Asa 2 rebanadas de tocino de lomo magro y cuando se enfríen córtalas en tiras delgadas. Añade la pulpa de medio aguacate y un rábano en cubos. Machaca y combina suavemente con una cuchara para que el tocino y el rábano se integren con el aguacate.

Ensalada de pollo, alubias y nueces - 270 calorías

Rinde 2 porciones

200 gramos de pechuga de pollo en cubos
2 ramitos de romero (únicamente las hojas finamente picadas)

164

1 diente de ajo finamente picado

Un poco de aceite de oliva

50 gramos de ejotes picados

100 gramos de alubias de lata escurridas y enjuagadas

1 cebolla morada rebanada en tiras muy finas

1 cucharada de nuez de Castilla en trozos

Para el aderezo:

1 cucharada de aceite de oliva

1 cucharada de mostaza de grano entero

1 cucharada de vinagre de vino blanco

Coloca el pollo, romero y ajo en un tazón grande, rocía con un poco de aceite de oliva y revuelve. Pon una sartén antiadherente grande a fuego medio-alto y agrega el pollo. Mueve 10 minutos o hasta que el pollo esté dorado y bien cocido. Aparte, pon a hervir agua en una cazo grande y añade los ejotes. Deja hervir 2 minutos, pon las alubias y hierve 2 minutos más. Los ejotes deben estar tiernos y las alubias bien cocidas. Escurre bien.

Mezcla en un tazón grande el pollo caliente, los ejotes, la cebolla morada y las nueces. Para hacer el aderezo bate el aceite, mostaza y vinagre en un tazón chico. Vierte sobre la ensalada y revuelve suavemente para combinar.

Ensalada de langosta - 250 calorías

Rinde 1 porción

100 gramos de langosta

4 rábanos partidos a la mitad

¼ de pepino en cubos

1 tallo de apio picado

2 manojos grandes de arúgula

Para el aderezo (2-3 porciones):
1 echalote chico finamente picado
1 diente de ajo finamente picado
½ chile rojo finamente picado
1 cucharada de aceite de oliva
1 cucharada de salsa de pescado
Jugo de 1 limón
1 cucharada de vinagre de vino blanco

Dispón la langosta en un recipiente junto con las verduras.

Vierte en un frasco todos los ingredientes del aderezo. Tapa y agita bien para mezclar. Añade sobre la langosta y las verduras.

Ensalada de calabacitas con queso feta - 270 calorías

Rinde 1 porción

1 calabacita
2 manojos grandes de arúgula
50 gramos de frambuesas
1 cucharada de aceite de oliva
1 cucharada de vinagre balsámico
40 gramos de queso feta en cubos
1 cucharada de semillas de calabaza
1 manojo de yerbabuena picada

Parte la calabacita en tiras largas con un cortador o un pelador de papas. Mezcla con la arúgula y las frambuesas. Rocía con el aceite de oliva y el vinagre balsámico y añade el queso feta, las semillas de calabaza y la yerbabuena.

Falafeles de betabel - 290 calorías

Rinde 2 porciones

½ cucharada de aceite de oliva
1 cebolla morada picada
1 cucharadita de semillas de comino
Una pizca de pimienta de Cayena
4 champiñones finamente picados
1 lata de 400 gramos de garbanzos escurridos y enjuagados
250 gramos de betabel crudo pelado y rallado
1 huevo
1 cucharada de tahini
Un chorrito de jugo de limón
Aceite vegetal para barnizar

Para servir:
2 cucharadas de yogur griego
1 bolsa de hojas de arúgula

Precalienta el horno a 200°C.

Calienta el aceite en una sartén y fríe la cebolla 5 minutos o hasta que esté suave. Agrega el comino, pimienta de Cayena y champiñones, cocina otros 2 minutos y pasa la mezcla a un procesador de alimentos junto con los garbanzos, dos tercios del betabel rallado, el huevo, el tahini y el jugo de limón. Procesa hasta obtener una masa firme, transfiere a un tazón, vierte el resto del betabel y revuelve. Sazona con una pizca de sal y bastante pimienta negra.

Con las manos húmedas, forma con la mezcla 8 bolitas y acomódalas en una charola de horno forrada con papel de estraza. Barniza los falafeles con un poco de aceite y hornea 25 minutos.

Sirve con una cucharada de yogur griego y un puñado de arúgula.

Pimiento con aderezo de queso feta - 220 calorías

Rinde I porción

I pimiento rojo
25 gramos de queso feta en cubos
I cucharada de yerbabuena picada
I cucharada de cilantro picado
I cebolla Cambray finamente picada
I cucharada de pistaches picados
4 jitomates cherry partidos a la mitad
I pepino en cubos
Semillas de granada
Jugo de ½ limón

Corta el pimiento a la mitad y desvena. Barniza la piel con un poco de aceite de oliva y pon las mitades con la piel hacia arriba en una charola de horno. Asa el pimiento a fuego alto por 5 minutos y retira.

Pon los demás ingredientes en un tazón o recipiente y revuelve. Rellena el pimiento con la mezcla.

Sopa de alubias con manzana y betabel - 200 calorías

Rinde 3 porciones; puede guardarse 3 días en el refrigerador
o hasta un mes en el congelador.

I cucharada de aceite de oliva
I cucharadita de semillas de comino
2 cebollas medianas picadas
500 gramos de betabel crudo rallado
2 manzanas Bramley peladas y partidas en cuatro

1 litro de consomé de pollo o de verduras
2 piezas de anís estrella
Sal y pimienta negra recién molida
1 lata de 400 gramos de alubias escurridas y enjuagadas
Yogur griego para servir
1 manojo de cebollines picados

Calienta el aceite en un cazo grande, vierte las semillas de comino y las cebollas y cuece a fuego medio 10 minutos con la tapa puesta. Añade el betabel y la manzana, mezcla bien, vuelve a tapar y deja cocer 10 minutos más. Vacía el consomé, sube el fuego, pon el anís y condimenta con una pizca de sal y abundante pimienta negra. Cuando hierva, baja a fuego lento y cocina por otros 5 minutos. Retira del fuego, quita las piezas de anís y licua la sopa hasta hacerla puré. Regrésala al cazo, agrega las alubias y deja a fuego lento otros 20 minutos. Sirve con un copo de yogur griego y los cebollines picados.

Hummus (3 variantes)

Cada una de estas recetas rinde 3 porciones
y se conserva en el refrigerador de 2 a 3 días.

Picante clásico · 250 calorías

1 lata de 400 gramos de garbanzos escurridos y enjuagados
Jugo de ½ limón
1 diente de ajo
1 cucharadita de paprika
2 cucharadas de aceite de oliva
2 cucharadas de pasta de tahini

Revuelve todo en un tazón y procesa hasta uniformar. Si la mezcla es demasiado espesa rebaja con un poco de agua.

Con betabel - 200 calorías

250 gramos de betabel crudo
2 latas de 400 gramos de garbanzos escurridos y enjuagados
Jugo de 1 limón
1 cucharadita de comino molido
Sal y pimienta
2 cucharadas de yogur griego

Cuece el betabel en un cazo grande con agua hirviendo y tapa de 30 a 40 minutos, o hasta que esté suave (pínchalo con una brocheta o cuchillo). Escurre y deja enfriar.

Ya frío, pélalo y ponlo en un procesador de alimentos con los garbanzos, el jugo de limón, el comino, una pizca de sal y un poco de pimienta. Pasa a un tazón y revuelve con el yogur.

Con chícharos a la yerbabuena - 170 calorías

200 gramos de chícharos cocidos
1 diente de ajo machacado
1 cucharada de tahini
Un chorrito de jugo de limón
1 cucharada de garbanzos de lata
2 cucharadas de aceite de oliva
1 manojo de yerbabuena

Pon todos los ingredientes en un procesador de alimentos y mezcla hasta formar una masa espesa. Agrega de 1 a 2 cucharadas de agua y vuelve a mezclar.

Ensalada de garbanzos y avellanas - 270 calorías

Rinde 2 porciones

100 gramos de calabaza moscada sin cáscara y en cubos

1 cucharada de aceite de oliva

½ cucharadita de pimienta inglesa

80 gramos de ejotes

200 gramos de garbanzos de lata escurridos y enjuagados

1 cucharada de avellanas

2 manojos de berros

8 jitomates cherry partidos a la mitad

2 cebollas Cambray picadas

½ pepino picado

1 cucharada de vinagre balsámico

Precalienta el horno a 190°C. Pon la calabaza en un cazo, cubre con agua hirviendo y deja a fuego lento 5 minutos. Escurre bien y coloca en una charola de horno.

Baña con la mitad del aceite de oliva y espolvorea la pimienta inglesa. Hornea hasta que se dore, unos 15 minutos.

Cuece al vapor los ejotes y reserva.

Pasa la calabaza horneada a un tazón y añade los garbanzos, avellanas, berros, jitomates, cebollas, pepino y ejotes. Revuelve y adereza con el resto del aceite de oliva y el vinagre balsámico.

Sopa española de garbanzos con espinacas - 210 calorías

Rinde 2 porciones

50 gramos de chorizo español en cubos

1 cucharada de aceite de oliva

1 poro grande finamente rebanado

2 dientes de ajo medianos finamente picados

1 pimiento rojo en cubos

Rajas de chile

1 cucharadita de paprika

1 cucharada de puré de tomate

1 litro de consomé de pollo

171

200 gramos de garbanzos de lata escurridos y enjuagados

150 gramos de espinacas picadas

Pon una sartén antiadherente chica a fuego medio y vierte el chorizo. Cuece y remueve ocasionalmente 5 minutos hasta que suelte casi toda su grasa. Deja enfriar, escurre con toallas de cocina y desecha la grasa.

Pon el aceite de oliva en un cazo grande a fuego medio. Agrega el poro y mueve constantemente por 5 minutos; después añade el ajo, el pimiento, las rajas, y la paprika; deja cocer un minuto más. Añade el puré y mueve con frecuencia 2 minutos más. Vierte el consomé y los garbanzos y deja hervir.

Deja a fuego lento 20 minutos; tapa parcialmente.

Por último, agrega las espinacas y el chorizo; cocina hasta que las espinacas se encojan.

Pho de camarones - 170 calorías

Rinde 2 porciones

1 litro de consomé de verduras

50 gramos de granos de elote

1 manojo de germinado de soya

50 gramos de chícharos tiernos en vaina (o chícharos chinos)

50 gramos de chícharos

1 trozo de jengibre pelado y rallado

1 cucharada de salsa de pescado

Jugo de ½ limón

12 camarones grandes pelados y desvenados

1 manojo de albahaca, uno de yerbabuena y uno de cilantro frescos

½ chile rojo finamente rebanado

Vierte el consomé en un cazo grande y pon a hervir. Agrega el elote, la soya, ambos tipos de chícharos y el jengibre; deja cocer de 3 a 4 minutos. Añade la salsa de pescado y el jugo de limón y sazona. Cuece los camarones en el caldo hasta que se pongan rosas, de 2 a 3 minutos. Cubre con las hierbas y chile rojo al gusto.

Ensalada de requesón, pera y nuez - 290 calorías

Rinde 1 porción

50 gramos de requesón fresco
2 cebollas Cambray finamente picadas
50 gramos de ejotes
1 cucharada de aceite de oliva
1 cucharada de jugo de limón
½ diente de ajo machacado
1 manojo de perejil picado

Para el aderezo:
Una pizca de nuez moscada
2 manojos grandes de berros picados
1 pera pequeña en cuartos
1 cucharada de nuez de Castilla en trozos

Esparce el requesón en un recipiente, pon las cebollas y revuelve suavemente.

Pon los ejotes en un cazo pequeño con agua hirviendo y deja cocer de 3 a 4 minutos. Escurre bien, enfría bajo el chorro de agua y reserva.

Para preparar el aderezo, mezcla el aceite, jugo de limón, ajo, perejil y nuez moscada en un tazón y sazona.

Dispón en un plato los berros, ejotes y pera; añade la mezcla de requesón y cebolla, baña con el aderezo y espolvorea las nueces.

Hamburguesas picantes de frijoles - 280 calorías

Rinde 2 porciones = 4 hamburguesas
(la mezcla se conserva en el refrigerador de 2 a 3 días).

4 champiñones
1 manojo de cilantro fresco

1 lata de 400 gramos de alubias escurridas y enjuagadas

1 lata de 400 gramos de frijoles escurridos y enjuagados

1 huevo

½ cebolla finamente picada

1 chile finamente rebanado

1 cucharadita de cilantro molido

1 cucharadita de comino molido

1 cucharadita de paprika

1 cucharadita de chile en polvo o unas gotas de salsa Tabasco

Un poco de aceite de oliva

Harina para espolvorear

1 bolsa de verduras mixtas para ensalada

1 jitomate para servir

Coloca los champiñones y el cilantro en un procesador de alimentos y mezcla hasta que parezcan pan molido. Añade las alubias, frijoles y huevo hasta formar una pasta grumosa.

Vierte el resto de los ingredientes y procesa hasta incorporar. Enharina tus manos y haz 4 hamburguesas con la mezcla.

Calienta un poco de aceite de oliva en una sartén grande y fríe las hamburguesas a fuego medio hasta que se doren y estén bien calientes. Sirve con las verduras mixtas y rebanadas gruesas de jitomate.

Ensalada de pollo con espárragos - 270 calorías

Rinde 2 porciones

2 pechugas de pollo sin piel

200 gramos de espárragos sin tallos

1 pimiento rojo desvenado y finamente rebanado

Un poco de aceite de oliva

Sal y pimienta negra

Para el aderezo:
2 cucharadas de yogur natural
I cucharada de crema agria
I cucharada de vinagre de vino blanco
½ diente de ajo machacado
I cucharada de eneldo picado

Para acompañar:
I bolsa de 120 gramos de verduras mixtas para ensalada
2 cucharadas de piñones tostados

Precalienta el horno a 220°C. Pon el pollo, los espárragos y el pimiento en una charola de horno grande y poco profunda y rocía con aceite de oliva. Sazona bien y asa en el horno 20 minutos; retira del horno hasta que el pollo esté bien cocido y los espárragos tan suaves que empiecen a caramelizarse.

Para hacer el aderezo, mezcla en un tazón chico el yogur, la crema agria, el vinagre y el eneldo. Sazona al gusto.

Coloca las verduras mixtas en 2 platos, espolvorea los piñones y pon el pollo con espárragos encima. Sirve con el aderezo.

Ensalada de queso halloumi - 280 calorías

Rinde 2 porciones

½ cuchardita de chile en polvo
I manojo grande de yerbabuena picada
½ limón (el jugo y la ralladura)
I cucharada de aceite de oliva
I calabacita en rebanadas de I centímetro
I paquete de 150 gramos de queso halloumi en cubos
4 manojos de arúgula
I pimiento rojo desvenado y cortado en cubos
I cucharada de aceitunas negras rebanadas

175

Mezcla el chile, la mitad de la yerbabuena, el jugo y la ralladura de limón, el aceite, la calabacita y el queso halloumi. Deja marinar 30 minutos. Remoja en agua 8 brochetas de madera durante 20 minutos.

Ensarta las calabacitas y el queso en palitos para brochetas y reserva el resto del marinado. Asa en la parrilla de 7 a 8 minutos, voltea a media cocción y rocía con un poco del marinado.

Pon la arúgula en un tazón con el pimiento, aceitunas y la yerbabuena restante; adereza con el marinado restante. Sirve con las brochetas..

Ensalada de toronja y queso manchego - 280 calorías

Rinde 2 porciones

1 toronja rosa grande
80 gramos de queso manchego (o Cheddar) en cubos
1 aguacate en cubos
½ bulbo de hinojo finamente rebanado

Para el aderezo:
Jugo de 1 limón
1 cucharada de aceite de oliva
1 cucharada de vinagre balsámico
1 manojo grande de cilantro fresco picado

Pela la toronja y coloca los gajos en un tazón. Vacía ahí el queso, el aguacate y el hinojo, y revuelve.

Prepara el aderezo mezclando el jugo de limón, el aceite y el vinagre. Vierte sobre la ensalada y espolvorea el cilantro.

Cena

(350-500 calorías)

Pay de pescado con cubierta de apio nabo - 470 calorías

Rinde 4 porciones

Para la cubierta:

2 apio nabos chicos pelados y cortados en cubos

1 cucharada de leche

1 cucharada de mantequilla

Sal y pimienta

Un poco de aceite de oliva

1 cebolla grande finamente picada

2 poros finamente rebanados

2 cucharadas de perejil fresco picado

1 cucharada de eneldo fresco picado

100 gramos de champiñones picados

400 gramos de filete de pescado blanco (abadejo, bacalao, carbonero) en trozos

150 gramos de camarones pelados

1 hoja de laurel

250 mililitros de leche

Precalienta el horno a 180°C. Prepara el puré hirviendo los apio nabos hasta que estén suaves, unos 10 minutos. Escurre y pasa a la licuadora, agrega un poco de leche y mantequilla, algo de sal y pimienta y licua. Reserva en un tazón.

Calienta el aceite de oliva en una sartén grande y fríe unos minutos la cebolla, los poros y las hierbas. Reserva en un plato. En la misma sartén fríe los champiñones hasta que estén ligeramente dorados. Añádelos a la mezcla de cebolla y poros.

Vacía el pescado y los camarones en un cazo grande, agrega la leche y el laurel y deja hervir. Pon a fuego lento 4 minutos y saca el pescado y los camarones con una

177

cuchara ranurada. Conserva la leche; retira la hoja de laurel y cualquier otro residuo del pescado o los langostinos.

Dispón el pescado en un refractario y coloca encima la mezcla de champiñones, cebolla y poro. Vierte de 3 a 4 cucharadas de la leche hervida para humedecer el platillo.

Cubre con el puré de apio nabo. Mete al horno 15 minutos.

Camarones con calabacitas - 390 calorías

Rinde 2 porciones

1 poro (o 2 tiernos) en rebanadas gruesas
1 calabacita cortada en espiral o en tiras
1 trozo de jengibre de 2 centímetros pelado y rallado
½ chile rojo picado
1 diente de ajo machacado
Jugo de 1 limón
1 cucharada de aceite de oliva
200 gramos de camarones crudos
1 lata de 400 gramos de alubias escurridas y enjuagadas
2 manojos de cilantro fresco picado
Sal y pimienta negra recién molida

Cuece al vapor el poro de 4 a 5 minutos o hasta que esté suave; agrega la calabacita los últimos 2 minutos. Reserva.

Usa un molinillo, procesador de alimentos o mortero y haz una pasta con el jengibre, chile, ajo y jugo de limón. Pon el aceite de oliva en una sartén a fuego medio, vierte la pasta y saltea un par de minutos.

Añade los camarones, las alubias y saltea hasta que los primeros se pongan rosas y estén bien cocidos, unos 10 minutos. Agrega los poros, la calabacita y revuelve. Sazona con sal y pimienta; espolvorea el cilantro antes de servir.

Trucha al limón con puré de chícharos y cilantro - 480 calorías

Rinde 2 porciones

Un poco de aceite de oliva
2 filetes de trucha de 120 gramos
1 limón grande pelado y rebanado
Jugo de 1 limón
½ cucharadita de comino molido
200 gramos de chícharos congelados
1 cucharada de yogur griego
1 manojo grande de cilantro finamente picado
Sal y pimienta negra recién molida

Precalienta el horno a 180°C. Pon los filetes de trucha en un refractario y baña con aceite de oliva. Coloca las rebanadas de limón sobre el pescado, espolvorea el comino y sazona con sal y pimienta. Asa el pescado en el horno 8 minutos o hasta que esté bien cocido.

Mientras, cuece los chícharos en agua hirviendo hasta que estén suaves. Escurre y pon en un tazón junto con el yogur y el jugo de limón. Usa un utensilio de hacer puré para machacar los chícharos y formar una pasta gruesa. Vierte la mayor parte del cilantro, revuelve y sazona con una pizca de sal y bastante pimienta.

Sirve la trucha sobre el puré de chícharos y espolvorea el cilantro restante.

Albóndigas de cordero y piñones con ensalada marroquí - 480 calorías

Rinde 2 porciones

Para las albóndigas:
200 gramos de cordero molido
1 cebolla chica finamente rallada
2 dientes de ajo machacados
50 gramos de piñones ligeramente tostados y en trozos
½ cucharadita de paprika

¼ de cucharadita de pimienta inglesa

½ cucharadita de comino molido

1 clara de huevo ligeramente batida

1 manojo chico de perejil fresco finamente picado

1 manojo chico de yerbabuena fresca finamente picada

1 cucharada de aceite vegetal

Sal y pimienta negra recién molida

Para la ensalada:

100 gramos de espinacas

1 cucharada de almendras fileteadas

½ pepino pelado, sin semillas y en trocitos

2 cucharadas de garbanzos escurridos y enjuagados

2 cebollas Cambray picadas

1 cucharadita de aceite de oliva

1 cucharada de vinagre balsámico

Jugo de ½ limón

Mezcla en un tazón grande el cordero, la cebolla, el ajo, los piñones, la paprika, la pimienta inglesa y el comino. Agrega la clara de huevo, incorpora las hierbas picadas, sazona al gusto con sal y pimienta. Forma con la mezcla 6 bolitas de igual tamaño.

Calienta el aceite en una sartén y fríe las albóndigas a fuego medio, volteando ocasionalmente, durante 10 minutos, hasta que estén doradas por todas partes y bien cocidas.

Pon las espinacas en un tazón. Añade los demás ingredientes y mezcla. Sirve con las albóndigas.

Cerdo con manzanas y echalotes - 450 calorías

Rinde 8 porciones

1 trozo de pierna enrollada de cerdo sin hueso (3.5 kilos)

8 dientes de ajo machacados

1 manojo de salvia fresca finamente picada

5 cucharadas de aceite de oliva

2 poros grandes rebanados en diagonal

16 echalotes

6 manzanas chicas sin corazón partidas en cuatro

1 cucharada de mantequilla

250 mililitros de sidra

Precalienta el horno a 240°C. Desenrrolla la carne de puerco y haz cortes en ella con un cuchillo filoso. Prepara una pasta con el ajo, salvia, una pizca de sal y pimienta y 3 cucharadas del aceite y esparce sobre la carne. Enrolla de nuevo y amarra fuerte.

Pon los poros en una charola de horno, vierte el aceite restante, coloca encima la carne de puerco y asa 25 minutos o hasta que la piel esté crujiente.

Mientras tanto, dora en una sartén los echalotes y los trozos de manzana en la mantequilla.

Baja la temperatura del horno a 180°C. Cubre la carne de puerco con los echalotes y los trozos de manzana y asa de 45 minutos a 1 hora más o hasta que un termómetro para carne marque 75-80°C.

Retira del horno y mantén caliente. Vierte los jugos de la sartén en un cazo pequeño, agrega la sidra, pon a hervir y deja a fuego lento hasta que espese ligeramente. Rebana la pierna y sirve con las manzanas, los echalotes y el jugo de la carne.

Pollo con especias y lentejas - 470 calorías

Rinde 1 porción

½ bulbo de hinojo finamente rebanado

½ cebolla morada en trocitos

1 diente de ajo machacado

1 manojo de tomillo fresco

Un poco de aceite de oliva

Rajas de chile

1 pechuga de pollo sin piel

200 mililitros de consomé de verduras

½ lata de 400 gramos de lentejas verdes

50 gramos de chícharos tiernos en vaina

Precalienta el horno a 200°C. Pon el hinojo, la cebolla, el ajo y el tomillo en una charola de horno, rocía con un poco de aceite de oliva y esparce las rajas. Coloca encima la pechuga de pollo. Asa 20 minutos. Retira el pollo, pero no apagues el horno, baja la temperatura a 150°C.

Cubre el pollo con el consomé y las lentejas. Sazona bien y regresa al horno 20 minutos más.

Mientras, cuece al vapor o hierve las vainas de chícharo de 3 a 4 minutos. Sirve con el pollo.

Caballa ahumada con ensalada de naranja - 460 calorías

Rinde 2 porciones

200 gramos de betabeles chicos

2 cucharadas de vinagre de vino tinto

1 naranja (el jugo y la ralladura)

1 cucharada de aceite de oliva

Una pizca de sal y pimienta negra recién molida

2 naranjas

1 achicoria

2 cebollas Cambray rebanadas en diagonal

2 filetes chicos de caballa ahumada

20 gramos de nuez de Castilla en mitades

Precalienta el horno a 200°C. Pon el betabel en una charola de horno con un par de centímetros de agua. Cubre con papel aluminio y asa 30 minutos.

Entre tanto, pon el aceite, el vinagre, el jugo y la ralladura de naranja en un frasco con tapa de rosca, sazona con sal y pimienta; agita hasta incorporar bien.

Saca del horno los betabeles; deben estar suaves al perforarlos con un cuchillo. Una vez fríos, pélalos, desecha los extremos y rebana. Revuélvelos con un poco de aderezo.

Pela las naranjas y rebana en rodajas delgadas. Limpia la achicoria y desprende sus hojas. Colócalas en una ensaladera y añade las rebanadas de betabel, naranja y cebolla. Desmenuza el pescado encima, agrega las nueces y baña con el aderezo restante.

Pollo a la plancha en puré de alubias - 440 calorías

Rinde 2 porciones

2 pechugas de pollo sin piel

I cucharada de aceite de oliva

Sal y pimienta negra

I echalote finamente picado

I-2 dientes de ajo picados

I lata de 400 gramos de alubias escurridas y enjuagadas

I manojo grande de perejil

Ejotes o brócoli cocidos al vapor para servir

Vierte un poco de aceite de oliva sobre las pechugas de pollo y sazona bien con una pizca de sal y bastante pimienta. Calienta una sartén y cuece las pechugas 10 minutos; voltea con frecuencia.

Mientras, calienta el aceite restante en un cazo y agrega los echalotes. Cuece levemente 5 minutos, añade el ajo y cuece 2 minutos más hasta que esté suave. Vierte las alubias, déjalas macerando unos minutos y pon un poco de consomé o agua para rebajar. Revuelve con el perejil y sazona al gusto.

Sirve con los ejotes y el pollo.

Berenjena con cordero y granadas - 490 calorías

Rinde 2 porciones

2 berenjenas en mitades a lo largo

1 cucharada de aceite de oliva

1 cebolla finamente picada

½ cucharadita de comino molido

½ cucharadita de paprika

½ cucharadita de canela molida

200 gramos de cordero magro molido

1 cucharada de piñones

1 cucharada de puré de tomate

2 cucharadas de semillas de granada

1 manojo de perejil picado

Precalienta el horno a 220°C. Pon las berenjenas con la piel hacia abajo en una charola de horno. Unta ligeramente con aceite de oliva, sazona con una pizca de sal y mucha pimienta negra y hornea 20 minutos.

En tanto, calienta el resto del aceite en un cazo, agrega la cebolla y especias, fríe a fuego medio 8 minutos. Pon la carne, piñones y puré de tomate y cuece 8 minutos más. Poco antes, vierte las semillas de granada y revuelve.

Saca del horno las berenjenas y coloca el guiso de cordero sobre cada mitad. Regresa al horno 10 minutos más. Cubre con el perejil al servir.

Estofado de pescado a la francesa - 390 calorías

Rinde 2 porciones

Un poco de aceite de oliva

1 echalote finamente picado

1 bulbo de hinojo finamente picado

1 diente de ajo finamente picado

Un poco de vermouth o vino blanco seco

300 mililitros de consomé de pollo

½ lata de 400 gramos de jitomates picados

250 gramos de mezcla de mariscos frescos (camarones, cangrejo, pescado blanco, langosta, etcétera)

2-3 manojos de espinacas

Calienta el aceite en un cazo grande, agrega el echalote, hinojo, ajo y saltea por 5 minutos o hasta que estén suaves. Añade el vermouth y deja hervir un minuto. Vierte el consomé de pollo y los jitomates y pon a hervir. Deja a fuego lento 15 minutos, incorpora los mariscos y las espinacas revuelve y deja cocer bien. Sazona al gusto.

Bisteces con salsa de nata y pimienta -550 calorías

Rinde 2 porciones

200 mililitros de caldo de res

100 mililitros de vino tinto

2 bisteces de sirloin (225 gramos cada uno)

Una pizca de sazonador para carne

1 cucharadita de mantequilla

1 cucharadita de aceite de oliva

2 cucharadas de nata

2 cucharaditas de pimienta en grano grueso

2 manojos grandes de verduras mixtas para ensalada

Pon el caldo y el vino en un cazo chico y hierve rápido unos 10 minutos para reducirlos; sazona con una pizca de sal.

Condimenta los bisteces con una pizca de sazonador y deja a temperatura ambiente. Pon una sartén a fuego alto y vacía la mantequilla y el aceite. A fuego alto, fríe los bisteces de cada lado, 3 minutos para bien cocido o 2 para término medio.

Vierte el caldo, la nata y la pimienta gruesa. Revuelve bien y cuece un minuto más. Sirve con una ensalada verde.

Pollo en salsa harissa - 420 calorías

Rinde 2 porciones

2 pechugas de pollo sin piel
4 cucharaditas de pasta harissa
1 cucharada de aceite de oliva
1 cucharada de piñones
4 manojos grandes de espinacas tiernas
2 cebollas Cambray picadas
¼ de pepino picado
2 jitomates picados
200 gramos de alubias escurridas y enjuagadas
1 cucharada de pasas
1 manojo de perejil picado
1 manojo de yerbabuena picada

Precalienta el horno a 180°C. Unta cada pechuga con 2 cucharaditas de pasta harissa y pon en un refractario. Baña con el aceite, sazona con sal y pimienta y hornea 25 minutos o hasta cocer bien. Saca del horno, deja enfriar un poco y deshebra.

Vacía los piñones en una sartén seca y pon a tostar unos minutos a fuego medio. Retira tan pronto como se doren; pueden quemarse fácilmente.

Coloca las espinacas en un tazón y agrega las cebollas, el pepino, los jitomates, las alubias, las pasas y las hierbas. Pon el pollo encima y espolvorea los piñones.

Tartas de cangrejo - 440 calorías

Rinde 1 porción

100 gramos de cangrejo
1 cucharada de granos de elote en lata escurridos y enjuagados
Una pizca de paprika

Un poco de salsa inglesa

1 cucharadita de mayonesa

1 cebolla Cambray picada

1 manojo de perejil picado

Jugo de ½ limón

Pimienta negra recién molida

Harina para espolvorear

Un poco de aceite de oliva

1 par de brotes de brócoli

Mezcla en un tazón el elote, el cangrejo, la paprika, la salsa inglesa, la cebolla, la mayonesa y el perejil. Sazona, vierte el jugo de limón y revuelve. Mete al refrigerador un par de horas.

Espolvorea un poco de harina, sazonada con pimienta negra, en una superficie limpia y forma con tus manos dos tartas con la mezcla. Calienta un poco el aceite en una sartén antiadherente y fríe las tartas 3 minutos por lado. Sirve con el brócoli cocido al vapor.

Pescado empapelado al vapor - 370 calorías

Rinde 2 porciones

2 filetes de pescado sin piel (bacalao, abadejo, etcétera), de 120 gramos cada
uno

2 jitomates picados

4 cebollas Cambray limpias y cortadas en diagonal

1 chile rojo desvenado y en rajas

1 zanahoria pelada y en julianas

Jugo de 1 limón

1 cucharada de salsa de soya

1 manojo de cilantro fresco picado

100 gramos de ejotes

Precalienta el horno a 220°C. Coloca cada filete en una hoja de papel aluminio sobre una charola de horno grande. Mezcla en un tazón los jitomates, las cebollas, el chile y la zanahoria y coloca la mitad sobre cada filete. Rocía con el jugo de limón y salsa de soya y envuelve cada filete en el papel aluminio. Hornea 15 minutos.

Entre tanto, hierve los ejotes. Sirve el pescado con ellos y espolvorea con el cilantro.

Fritura en wok (2 variantes)

Pollo frito con limón y leche de coco - 340 calorías
Rinde 2 porciones

2 cucharaditas de aceite de colza
2 piezas de pollo sin piel
1 chile verde desvenado y finamente picado
150 mililitros de leche de coco
1 cucharada de salsa de pescado a la tailandesa
1 manojo grande de cilantro picado
4 cebollas Cambray picadas
Jugo de 1 limón

Pon el aceite en un wok a fuego alto, vacía el pollo y fríe removiendo 5 minutos o hasta que se dore. Agrega el chile, fríe removiendo 1 minuto y añade la leche de coco, la salsa de pescado, el cilantro y las cebollas. Cuece 3 minutos más y sirve rociando el jugo de limón y, si gustas, acompaña con 2 cucharadas de arroz integral cocido (aporta 70 calorías más).

Carne de puerco al jengibre con verduras fritas - 270 calorías
Rinde 2 porciones

1 cucharada de salsa de soya
2 cucharadas de vinagre de vino tinto

2 dientes de ajo machacados

1 cucharada de jengibre rallado

2 filetes de cerdo magros (125 gramos cada uno)

1 cucharadita de aceite de colza

1 cebolla mediana rebanada

1 zanahoria chica finamente rebanada

1 calabacita rebanada

2 cucharaditas de fécula de maíz

150 gramos de vainas tiernas de chícharos en mitades

100 gramos de germinado de soya

Combina en un tazón la salsa de soya, el vinagre, el ajo y el jengibre, añade la carne de cerdo y mezcla bien. Tapa y refrigera varias horas o toda la noche.

Precalienta el horno a 180°C. Escurre la carne y reserva el marinado. Cuece en una sartén antiadherente hasta que se dore por completo. Pasa a un refractario y hornea 30 minutos. Retira y rebana en diagonal.

Calienta el aceite en un wok, vierte la cebolla, la zanahoria y la calabacita y fríe a fuego alto moviendo constantemente hasta que estén suaves. Mezcla la fécula de maíz con el marinado sobrante y un poco de agua; vacía en el wok. Agrega las vainas de chícharo y el germinado de soya y revuelve hasta que la salsa hierva y espese.

Sirve con la carne de cerdo y, si gustas, acompaña con 2 cucharadas de arroz integral cocido (aporta 70 calorías más).

Hamburguesas de pavo y chabacano con especias y ensalada - 460 calorías

Rinde 2 porciones

Para las hamburguesas:

5 champiñones

250 de pavo molido

½ cebolla finamente picada

6 chabacanos secos finamente picados

1 cucharada de perejil finamente picado

1 cucharadita de condimento de siete especias o baharat

1 huevo chico batido

Para la ensalada:

1 cucharada de aceite de oliva

3 cebollas Cambray picadas

100 gramos de arúgula

50 gramos de almendras blanqueadas

50 gramos de semillas de granada

100 gramos de jitomates cherry en cubos

Un chorrito de jugo de limón

Tritura los champiñones en un procesador de alimentos hasta que parezcan pan molido. Pon en un tazón todos los demás ingredientes de las hamburguesas, sazona con una pizca de sal y abundante pimienta negra y mezcla con tus manos. Forma bolitas de igual tamaño.

Calienta el aceite en una sartén y sella las hamburguesas 5 minutos o hasta que se doren por completo; baja el fuego y cuece 10 minutos más. Una vez cocidas, retira y mantén calientes. Usa la misma sartén para freír las cebollas 3 minutos.

Pon la arúgula en un tazón y mezcla con las cebollas cocidas. Agrega las almendras, la granada y los jitomates, vierte un poco de jugo de limón y sirve con las hamburguesas.

Estofado de bacalao con chícharos y lechuga - 440 calorías

Rinde 1 porción

100 gramos de chícharos congelados

1 lechuga chica cortada en tiras

1 cucharada de aceite de oliva

140 gramos de filete de bacalao o pescado blanco sin espinas

Sal y pimienta negra recién molida

2 cebollas Cambray en rebanadas gruesas

1 cucharada de nata

Jugo de ½ limón

Pon los chícharos en un cazo con agua hirviendo y cuece 5 minutos. Añade la lechuga y cuece 2 minutos más. Vierte en un escurridor y colócalo sobre el cazo con agua, regresa al fuego 1 minuto para que los chícharos y la lechuga se cuezan un rato al vapor y se escurra por completo el exceso de agua.

Calienta el aceite en un cazo grande. Sazona bien el bacalao y cuece a fuego medio con las cebollas de 3 a 4 minutos por lado.

Agrega la lechuga, los chícharos, la nata y el jugo de limón y cuece 2 minutos más a fuego medio.

Chile con carne - 460 calorías

Rinde 8 porciones

500 gramos de champiñones

2 cucharadas de aceite de colza

500 gramos de carne molida de res

2 cebollas moradas finamente picadas

2 tallos de apio picados

1 cucharada de rajas de chile deshidratado

½ cucharada de comino molido

½ cucharada de orégano deshidratado

2 latas de 400 gramos de jitomates picados

500 mililitros de caldo de res o verduras

1 lata de 400 gramos de frijoles escurridos y enjuagados

1 lata de 400 gramos de frijoles caupí escurridos y enjuagados

1 raja de canela

Sal y pimienta negra recién molida

75 gramos de chocolate sin azúcar en trozos

1 manojo de cilantro fresco picado
Yogur griego para servir

Precalienta el horno a 150°C. Tritura los champiñones en un procesador de alimentos hasta que parezcan pan molido. Pon la mitad del aceite en un cazo grande a fuego medio-alto y vierte la carne molida. Fríe hasta que se dore por completo; saca con una cuchara ranurada y reserva. Vacía el resto del aceite en el cazo y saltea las cebollas y el apio de 3 a 4 minutos. Incorpora los champiñones, las rajas, el comino y el orégano mezclando bien. Saltea 3 minutos más.

Agrega la carne molida al cazo, vierte los jitomates, el caldo y los frijoles y revuelve. Parte la raja de canela a la mitad e incorpórala. Deja hervir, reduce el fuego y cubre con una tapa hermética. Mete al horno precalentado y cocina de 2 a 3 horas.

Saca del horno y sazona de ser necesario. Agrega el chocolate; mueve hasta que se derrita y espolvorea el cilantro. Sirve con el yogur.

Recetas fáciles y rápidas

Desayunos en 5 minutos

Huevos revueltos (3 variantes)

Con jitomate y cebollines - 200 calorías
Bate en un tazón 2 huevos chicos con una pizca de sal y mucha pimienta negra. Calienta un copo de mantequilla en una sartén y vierte los huevos. Usa una pala para revolverlos de 30 segundos a 1 minuto hasta que se cuezan a tu gusto. Esparce cebollines picados y revuelve; sirve sobre un par de rebanadas gruesas de jitomate.

Con salmón ahumado cremoso - 310 calorías (opción para almuerzo)
Bate 2 huevos con una cucharada de nata y vierte en una sartén con 1 cucharadita de mantequilla derretida. Espolvorea los cebollines y agrega 50 gramos de salmón ahumado en cubos cuando los huevos estén a medio cocer.

Con queso y chile - 230 calorías
Revuelve 2 huevos con ½ cucharadita de chile finamente picado. Cuando estén a medio cocer, añade un puñado de queso parmesano rallado y sigue cociendo a tu gusto.

Queso cottage (3 variantes)

Con pera y nuez - 210 calorías
Sirve en un tazón 100 gramos de queso cottage. Quita el corazón a una pera chica, corta en cubos, revuelve con el queso y espolvorea nueces picadas.

Del Oriente Medio - 90 calorías

Sirve en un tazón 100 gramos de queso cottage. Pica finamente un jitomate, un pepino de 5 centímetros y un puñado de perejil. Revuelve con el queso, agrega un chorrito de jugo de limón y sazona con pimienta negra.

Con frambuesas y espinacas - 140 calorías

Sirve en un tazón 100 gramos de queso cottage. Pica un manojo de espinacas tiernas y revuelve con el queso. Agrega un puñado de frambuesas y deja macerar la mezcla ligeramente.

Aguacate (tres variantes)

Con huevo escalfado - 200 calorías

Corta la mitad de un aguacate en rebanadas gruesas. Espolvorea una pizca de paprika. Pon encima un huevo escalfado y sazona bien.

Con queso Edam y nueces pecanas - 320 calorías (opción para almuerzo)

Corta medio aguacate en cubos. Ponlo en un tazón y agrega una pieza chica (del tamaño de una caja de cerillos) de queso Edam en cubos y un puño de nueces pecanas.

Con atún y cebolla Cambray - 200 calorías

Pon en un tazón la mitad de un aguacate con una lata chica de atún en agua escurrida y un chorrito de jugo de limón. Amasa y revuelve con una cebolla Cambray picada. Sirve en rebanadas de jitomate bola.

Comidas sin complicaciones

Platón mediterráneo - 220 calorías

Prepara un platón con 2 cucharadas de hummus comercial, una pieza chica de queso feta, un puñito de aceitunas, 2 o 3 anchoas, un pimiento rojo, un pepino pequeño, sin semillas y cortado en bastones, y un puñado de jitomates cherry partidos a la mitad.

Platón mexicano - 350 calorías

Sirve un platón con 2 cucharadas de guacamole comercial, salsa, crema agria y 100 gramos de pollo cocido y deshebrado y sirve con una zanahoria y un tallo de apio cortados en bastones.

Platón sin carbohidratos - 290 calorías

Pon en un platón una manzana sin corazón en rebanadas gruesas junto con 2 tallos de apio, una pieza chica de queso Cheddar, 2 rebanadas de jamón, un puño de nueces de Castilla y una cucharada de chutney (busca una opción baja en azúcar).

Portobellos con queso y frijoles - 260 calorías

Sazona 2 hongos Portobello y ásalos 2 minutos en la parrilla. Calienta en una sartén media lata de frijoles, pon un poco de salsa inglesa y deja derretir un puño de queso mozzarela rallado. Sirve sobre los hongos.

Dip de crema de cacahuate - 230 calorías

Mezcla en un tazón 2 cucharadas de crema de cacahuate y 1 de un queso suave. Corta un tallo de apio, una zanahoria, un pepino de 7 centímetros y un pimiento rojo en bastones.

Dip de sardina - 320 calorías

Mezcla en un tazón 2 cucharadas de queso suave con una lata chica y escurrida de sardinas y un chorrito de jugo de limón. Sazona con mucha pimienta negra y mezcla bien. Corta un tallo de apio, una zanahoria, un pepino chico sin semillas y un pimiento rojo en bastones.

Cenas sencillas

5 formas de avivar una pechuga de pollo

Con limón y jengibre, 130 calorías:

Mezcla el jugo de medio limón con ½ cucharadita de condimento de 5 especias, un poco de aceite de oliva, salsa de pescado a la tailandesa y 1 cucharada de pasta de jengibre. Mezcla y vierte en el pollo. Fríe u hornea.

Con almendras y albahaca, 190 calorías:

Pica finamente un manojo de hojas de albahaca y pon en un tazón con 1 cucharada de almendras molidas y 1 de queso parmesano rallado. Sazona y baña con un poco de aceite de oliva. Mezcla, vierte en el pollo y hornea.

Con pimientos y aceitunas, 170 calorías:

Pica finamente 2 pimientos rojos. Mezcla con un puñado de aceitunas negras finamente picadas y unas rajas de chile. Vacía sobre el pollo rociando con aceite de oliva y hornea.

Con albahaca y piñones, 220 calorías:

En un procesador de alimentos pon un puñado de hojas de albahaca con 1 cucharada de piñones, 1 de queso parmesano rallado, sal, pimienta y un chorrito de aceite. Bate hasta conseguir un pesto. Vierte en el pollo y hornea.

Con espinacas y requesón, 230 calorías:

En un tazón pon 2 cucharadas de requesón, un puñado de espinacas finamente picadas y 1 cucharada de piñones. Rasga de arriba abajo la pechuga de pollo y vierte la mezcla. Rocía con aceite, sazona y hornea.

3 formas de avivar un filete de salmón

Con salsa de soya y cebolla Cambray, 240 calorías:
Mezcla el jugo de un limón con 1 cucharada de salsa de soya, 1 de salsa de ostión, 1 cucharadita de jengibre rallado y una cebolla Cambray picada.

Unta la mezcla en un filete de salmón y deja marinar una hora o durante la noche. Para cocinar, escurre el pescado y fríe en una sartén; agrega el resto del marinado en los últimos minutos.

Con limón y cilantro, 200 calorías:
Machaca en un mortero un puñado de cilantro con el jugo de un limón. Mezcla con ½ cucharadita de comino molido y rajas de chile. Cubre el salmón con la mezcla de cilantro y fríe u hornea.

Con corteza picante de semillas de ajonjolí, 250 calorías:
Mezcla 1 cucharada de semillas de ajonjolí con una pizca de pimienta de Cayena y un chorrito de jugo de limón. Coloca el filete de salmón en la parrilla y cuece un lado. Cuando esté listo, voltea y vierte la mezcla de semillas. Cocina hasta que esté asado de ambos lados.

3 formas de avivar una chuleta de cordero

Con yerbabuena, 170 calorías:
Machaca en un mortero un puñado de yerbabuena, añade 1 cucharada de jugo de limón y 1 de vinagre balsámico. Sirve con una chuleta de cordero asada.

Con mostaza, 180 calorías:
Machaca un diente de ajo y mezcla con 2 cucharaditas de mostaza de Dijon y un puñado de hojas de romero picado. Espolvorea sobre la chuleta de cordero antes de cocinarla.

Con nueces pecanas, 220 calorías:

Machaca ligeramente un puñado de nueces pecanas con 2 cucharaditas de pasta de hierba de limón, un puñado de tomillo y uno de perejil picados. Espolvorea sobre el cordero antes de cocinarlo.

Calabacitas (3 variantes)

Calabacitas, 20 calorías:

Dispón una calabacita por persona. Parte en tiras pequeñas o utiliza un cortador de espagueti. Calienta en una sartén un poco de aceite de oliva, cuécelas de 2 a 3 minutos o hasta que estén suaves; sazona con un poco de sal y mucha pimienta negra. Sirve con una de las siguientes opciones:

A la boloñesa, 260 calorías:
Rinde 4 porciones

Calienta un poco de aceite de oliva en una sartén grande y agrega 1 cucharadita de hierbas italianas, una cebolla morada picada y un tallo de apio y una zanahoria en cubos. Saltea levemente 10 minutos. Añade 400 gramos de carne de res magra molida y cuece hasta que se dore parejo. Vierte una lata de 400 gramos de jitomates picados, 1 cucharada de puré de tomate y 1 de salsa inglesa y sazona bien con un poco de sal y mucha pimienta negra. Pon a hervir, remueve bien, tapa y deja a fuego lento de 1 a 1.5 horas.

Con salmón y nata, 330 calorías:
Mezcla 2 o 3 cucharadas de nata con 50 gramos de salmón cocido y desmenuzado y 2 cucharadas de chícharos congelados cocidos y calienta ligeramente en un cazo.

A la arrabbiata, 150 calorías:
Rinde 3 porciones

Calienta un poco de aceite de oliva en una sartén, agrega 1 cucharadita de orégano deshidratado y 1 de tomillo, un diente de ajo picado, 1-2 chiles frescos machacados y los tallos picados de un manojo de albahaca. Fríe unos minutos. Añade una lata de 400 gramos de jitomates picados y 1 cucharada de puré de tomate. Deja 8 minutos sin tapar a fuego lento para que el exceso de agua se evapore. Reduce el fuego y cuece unos minutos más; mueve ocasionalmente. Agrega 1 cucharada de vinagre balsámico, una pizca de sal y pimienta negra al gusto y mezcla con un manojo de albahaca picada.

"Arroz" de coliflor (3 variantes)

30 calorías:

Una coliflor rinde 4 porciones. Corta el centro y los tallos de la coliflor y vierte el resto en un procesador de alimentos para formar trozos del tamaño de un grano de arroz. Vacía en un tazón refractario, tapa con plástico transparente, perfora en varias partes y mete 7 minutos al microondas en potencia alta (no es necesario que le pongas agua) o coloca en una charola y hornea a fuego medio de 10 a 15 minutos. Revuelve con un poco de cilantro fresco o semillas de comino tostadas para sazonar. Sirve con una de las siguientes opciones:

Pilaf de pollo con chícharos, 170 calorías:

Calienta en una sartén un poco de aceite de oliva y vacía 100 gramos de pollo cocido y 2 cucharadas de chícharos congelados cocidos. Cuece hasta que los chícharos se suavicen y mezcla con el arroz de coliflor.

Risotto con champiñones, 210 calorías:

Saltea 100 gramos de champiñones picados en un poco de aceite de oliva y un copo de mantequilla. Agrega romero picado y 30 gramos de queso de cabra en cubos y mezcla con el arroz de coliflor.

Curry vegetariano, 270 calorías:

(Rinde 3 porciones.) Calienta en una sartén un poco de aceite de oliva y agrega una cebolla morada picada; fríe 8 minutos o hasta que esté suave. Añade una calabacita en cubos, un pimiento rojo picado, 100 gramos de champiñones picados y una calabaza moscada chica pelada y en cubos. Mezcla con 2-3 cucharadas de la pasta de curry de tu elección y una lata de 400 gramos de jitomates picados. Pon a hervir y deja a fuego lento de 25 a 30 minutos; agrega un poco de agua si es necesario.

Sopas instantáneas

Miso con verduras tiernas, 70 calorías:

Prepara una bolsita de sopa de miso y agrega 2 manojos de verduras tiernas como granos de elote y vainas tiernas de chícharos.

Pho con pollo cocido y espinacas, 130 calorías:

Prepara un paquete de pho y añade 100 gramos de pollo cocido y 2 manojos grandes de espinacas.

Consomé con apio nabo y cebollas Cambray, 40 calorías:

Haz un consomé y agrega 2 cebollas Cambray picadas y 80 gramos de apio nabo rallado.

Hornear sin culpa

Muffins de calabacitas y semillas de calabaza - 170 calorías

Rinde 12 porciones

3 cucharadas de mantequilla
1 calabacita
1 manzana
Jugo de 1 naranja
4 huevos grandes
150 gramos de harina de coco
1 cucharadita de polvo para hornear
1 cucharadita de especias mixtas
50 gramos de semillas de calabaza

Precalienta el horno a 220°C. Dispón una charola de horno para muffins.

Derrite la mantequilla en una sartén chica y reserva. Ralla la calabacita y la manzana en un tazón. Bate el huevo, vierte la calabacita y las manzanas ralladas y revuelve. Añade el jugo de naranja y la mantequilla derretida y mezcla bien.

Cierne la harina y el polvo para hornear en otro tazón, vacía poco a poco la mezcla húmeda en la seca y remueve bien hasta que espese. Incorpora las semillas y mezcla.

Coloca la mezcla en la charola para muffins. Hornea de 12 a 15 minutos o cuando al insertar un palillo para brocheta en el centro de los muffins éste salga limpio.

Bollos de queso - 180 calorías

Rinde 12 porciones

75 gramos de harina de coco
6 cucharadas de mantequilla
6 huevos
1 cucharadita de bicarbonato de sodio
Una pizca de sal
75 gramos de queso Cheddar rallado

Precalienta el horno a 200°C y forra una charola de horno con papel de estraza. Mezcla todos los ingredientes en un procesador de alimentos. Deja asentar de 1 a 2 minutos para que la masa se expanda. Forma 12 pastelillos de igual tamaño y deposítalos en la charola. Hornea 15 minutos o hasta que se doren.

Brownies sin culpa - 120 calorías cada uno

Rinde 16 porciones

4 cucharadas de aceite de coco derretido
100 gramos de harina de almendras
Una pizca de sal
½ cucharadita de polvo para hornear
100 gramos de granos de cacao
6 dátiles
3 huevos grandes

Precalienta el horno a 180°C y, usando un poco de aceite de coco, engrasa una charola cuadrada de 20 centímetros. Mezcla todos los ingredientes y transfiere a la charola, emparejando con una pala. Hornea 20 minutos.

Plan de menús para 4 semanas

Observaciones:

- Consumo diario promedio - 800 calorías (aunque recuerda que no tienes que esclavizarte a esta cifra; seguirás esta dieta durante varias semanas, así que el día ocasional con más o menos calorías se ajustará al promedio).
- Los fines de semana son de almuerzo, no de comida y ni una cena sustanciosa, aunque esto es sólo una sugerencia; trátalos si quieres como días de entre semana.
- Hay una opción durante cada semana a elegir de la sección "Recetas fáciles y rápidas" en lugar de seguir el plan de menús; sólo cuida de no rebasar la cantidad de calorías.

SUGERENCIA: ten a la mano refrigerios admisibles —moras, almendras, huevos duros incluso un muffin de calabacita y semillas de calabaza de la lista de "Hornear sin culpa"— para los días difíciles. ¡Cualquiera de estas opciones es mucho mejor a que busques algún pan!

Semana 1			
	Desayuno	Comida	Cena
Lunes	Batido de té verde y arándanos	Pimiento con aderezo de queso feta	Berenjena con cordero y granadas
Martes	Aguacate con huevo escalfado	Platón sin carbohidratos	Curry vegetariano con arroz de coliflor
Miércoles	Plato energizante sin carbohidratos	Falafeles de betabel	Frittata vegerariana
Jueves	Portobellos tostados con queso de cabra y piñones	Dip de sardina	Pescado empapelado al vapor
Viernes	Crema de almendras con manzanas y gojis	Ensalada de queso halloumi	Pollo con especias y lentejas
Sábado	Portobellos con queso y frijoles		Bisteces con salsa de nata y pimienta
Domingo	Huevos escalfados con salmón		Pollo en salsa harissa

Semana 2			
	Desayuno	Comida	Cena
Lunes	Huevos con salmón ahumado	Hummus (cualquiera de las 3 variantes)	Ensalada de pollo con espárragos
Martes	Yogur con almendras y maracuyá	Sopa de alubias con manzana y betabel	Pay de pescado con cubierta de apio nabo
Miércoles	Batido de té verde y arándanos	Ensalada de pollo y alubias	Tartas de cangrejo
Jueves	Plato energizante sin carbohidratos	Copa de lechuga (cualquiera de las 3 variantes)	Pollo a la plancha en puré de alubias
Viernes	Portobellos tostados con espinacas y garbanzos	Ensalada de langosta	A elegir de la sección "Recetas fáciles y rápidas"
Sábado	Frittata vegetariana		Chile con carne
Domingo	Waffles sin carbohidratos		Cerdo con manzanas y echalotes

Semana 3			
	Desayuno	Comida	Cena
Lunes	Aguacate con atún y cebolla Cambray	Ensalada de garbanzos y avellanas	Camarones con calabacitas
Martes	A elegir de la sección "Recetas fáciles y rápidas"	Sopa española de garbanzos con espinacas	Fritura en wok
Miércoles	Batido de melón, arándanos y espinacas	Ensalada de calabacitas con queso feta	Estofado de pescado a la francesa
Jueves	A elegir de la sección "Recetas fáciles y rápidas"	Copa de lechuga (cualquiera de las 3 variantes)	Pollo en salsa harissa
Viernes	Plato energizante sin carbohidratos	Ensalada de toronja y queso manchego	Estofado de bacalao con chícharos y lechuga
Sábado	Huevos horneados con ensalada de chícharos, feta y yerbabuena		Albóndigas de cordero y piñones con ensalada marroquí
Domingo	Plato frugal de arroz con pescado y huevo duro		Hamburguesas de pavo y chabacano con especias y ensalada

Semana 4			
	Desayuno	Comida	Cena
Lunes	Compota de ruibarbo	Platón mediterráneo	Estofado de bacalao con chícharos y lechuga
Martes	Huevos revueltos con jitomate y cebollines	Pho de camarones	Caballa ahumada con ensalada de naranja
Miércoles	Yogur con almendras y maracuyá	Ensalada de garbanzos y avellanas	Camarones con calabacitas
Jueves	A elegir de la sección "Recetas fáciles y rápidas"	Hummus (cualquiera de las 3 variantes)	Pollo con especias y lentejas
Viernes	Portobellos tostados con queso de cabra y piñones	Ensalada de pollo con espárragos	A elegir de la sección "Recetas fáciles y rápidas"
Sábado	Revoltijo mexicano		Trucha al limón con puré de chícharos y cilantro
Domingo	Huevos escalfados con salmón		Berenjena con cordero y granadas

Apéndice

Los diferentes tipos de diabetes

La diabetes tipo 1 también se conoce como "de aparición temprana", porque suele presentarse en la infancia, aunque también puede hacerlo después. Por diversas razones, el cuerpo deja de producir insulina, de manera que los diabéticos tipo 1 deben recibir insulina por medio de inyecciones o de una bomba de infusión. Aunque esta modalidad no se asocia estrechamente con el aumento de peso, no deja de ser importante mantener un peso bajo y permanecer activo.

La diabetes tipo 2 es, con mucho, la modalidad más común (90%), la cual ocurría principalmente después de los cuarenta años, aunque ahora aparece con mayor antelación. Se presenta cuando una persona se vuelve muy resistente a la insulina o su páncreas deja de producir suficiente insulina. Son muchas las causas de este mal, pero un alto nivel de grasa en el hígado y el páncreas parece ser un factor importante.

La diabetes gestacional afecta a las mujeres embarazadas. Nadie sabe a ciencia cierta por qué surge, pero una teoría sostiene que las hormonas que se producen durante el embarazo bloquean los receptores de insulina, por lo que la mujer se vuelve más resistente a ésta. Es importante hacer análisis para determinar la presencia de esta enfermedad, porque a largo plazo puede afectar la salud de la madre y el hijo. Los bebés expuestos a un alto nivel de glucosa en el útero tienen más probabilidades de ser obesos y desarrollar diabetes al crecer. En la mayoría de las mujeres, la resistencia a la insulina ocurre poco después de que nace su hijo, aunque un estudio australiano determinó que 25% de ellas desarrollará diabetes en unos quince años.[1]

Más mediciones de la sangre

Prueba HbA1c

También conocida como prueba de hemoglobina glucosilada o hemoglobina A1c. En lugar de medir un único momento (glucosa en ayunas), da una estimación de tu nivel promedio de azúcar en la sangre en los últimos meses.

Escala normal: Menos de 42 milimoles por mol (mmol/mol) (6.0%)
Prediabetes: 42 a 47 mmol/mol (6.0-6.4%)
Diabético: Más de 48 mmol/mol (6.5%)

¿Por qué es importante la prueba HbA1c? Según Diabetes UK, "las personas con diabetes que reducen su HbA1c en menos de 1% pueden aminorar en 50% su riesgo a morir en cinco años".

La prueba de tolerancia a la glucosa

Ésta es una medida de lo bien que tu cuerpo puede manejar una gran descarga de azúcar. Tras ayunar toda la noche, se te hace un examen de sangre, recibes una bebida azucarada y en las dos horas siguientes eres objeto de una nueva serie de análisis de sangre. Inicialmente, tu azúcar en la sangre se disparará. Sin embargo, transcurridas dos horas debería ser nuevamente inferior a 7.8 milimoles por litro. Si no es así, estás en problemas.

| Prediabético: | 7.9 a 11 milimoles por litro (mmol/l) |
| Diabético: | Más de 11.0 mmol/l |

En mujeres embarazadas, es preocupante que transcurridas dos horas el nivel sea superior a 7.9 mmol/l, a causa de un mayor riesgo para el bebé.

Notas

Introducción

[1] A. G. Mainhous III *et al.*, "Prevalence of prediabetes in England from 2003 to 2011", en *British Medical Journal*, 2014, http://bmjopen.bmj.com/content/4/6/e005002.full.
[2] Y. Xu *et al.*, "Prevalence and control of diabetes in Chinese adults", en *Journal of the American Medical Association*, 2013, http://www.ncbi.nlm.nih.gov/pubmed/24002281.

I. La epidemia de obesidad: por qué estamos como estamos

[1] L. Gross *et al.*, "Increased consumption of refined carbohydrates and the epidemic of type 2 diabetes in the US", en *American Journal of Clinical Nutrition*, 2004, http://ajcn.nutrition.org/content/79/5/774.full
[2] "Cardiovascular Effects of Intensive Lifestyle Intervention in Type 2 Diabetes. The Look Ahead Research Group", en *New England Journal of Medicine*, 2013, http://www.nejm.org/doi/full/10.1056/NEJMoa1212914.
[3] D. Ludwig y M. Friedman, "Always hungry? Here's why", en *New York Times*, 2014, http://www.nytimes.com/2014/05/18/opinion/sunday/always-hungry-heres-why.html?_r=1.
[4] D. Ludwig *et al.*, "High glycemic foods, overeating, and obesity", en *Pediatrics*, núm. 103, 1999, p. e26, http://citeseerx.ist.psu.edu/viewdoc/download?doi=10.1.1.540.2845&rep=rep1&type=pdf.
[5] D. Ludwig, *op. cit.*
[6] E. L. Barr *et al.*, "Risk of cardiovascular and all-cause mortality in individuals with diabetes mellitus, impaired fasting glucose, and impaired glucose tolerance", en *Australian Diabetes, Obesity, and Lifestyle Study*, 2007, http://www.ncbi.nlm.nih.gov/pubmed/17576864.
[7] T. Ohara *et al.*, "Glucose tolerance status and risk of dementia in the community", en *Neurology*, 2011, http://www.neurology.org/content/77/12/1126.abstract.
[8] "Looking older: the effect of higher blood sugar levels", Leiden University Med Center, 2011, http://www.research.leiden.edu/news/looking-older-blood-sugar-plays-a-role.html.

2. ¿Cómo resuelves un problema como la diabetes?

[1] W. J. Pories *et al.*, "Who would have thought it? An operation proves to be the most effective therapy for adult-onset diabetes mellitus", en *Annals of Surgery*, 1995, http://www.ncbi.nlm.nih.gov/pmc/articles/PMC1234815/.
[2] R. Taylor, "Type 2 Diabetes" en *Diabetes Care*, 2013, http://care.diabetesjournals.org/content/36/4/1047.full.
[3] R. Boussageon *et al.*, "Reappraisal of metformin efficacy in the treatment of type 2 diabetes: a meta-analysis of randomised controlled trials", en *Plos*, 2012, http://journals.plos.org/plosmedicine/article?id=10.1371/journal.pmed.1001204.
[4] E. L. Lim, "Reversal of type 2 diabetes: normalisation of beta cell function in association with decreased pancreas and liver triacylglycerol", en *Diabetologia*, 2011, http://www.ncbi.nlm.nih.gov/pubmed/21656330.
[5] S. Steven *et al.*, "Restoring normoglycaemia by use of a very low calorie diet in long- and short-duration type 2 diabetes", en *Diabet Med*, 2015, http://www.ncbi.nlm.nih.gov/pubmed/25683066.

3. ¿Estás en riesgo de contraer diabetes tipo 2?

[1] R. Surwit, *The Mind-Body Diabetes Revolution*, Da Capo Press, 2005.
[2] *Ibid.*
[3] E. Donga, *et al.*, "A single night of partial sleep deprivation induces insulin resistance in multiple metabolic pathways in healthy subjects", en *Journal of Clinical Endocrinology & Metabolism*, vol. 95, núm. 6, 2010, pp. 2963-2968, http://www.ncbi.nlm.nih.gov/pubmed/20371664.

4. Adopción de un régimen bajo en carbohidratos

[1] O. Ajala *et al.*, "Systematic review and meta-analysis of different dietary approaches to the management of type 2 diabetes", en *American Journal of Clinical Nutrition*, 2013, http://www.ncbi.nlm.nih.gov/pubmed/23364002.
[2] D. Unwin y J. Unwin, "Low carbohydrate diet to achieve weight loss and improve HbA1c in type 2 diabetes and prediabetes: experience from one general practice", en *Practical Diabetes*, 2014. http://www.abc.net.au/catalyst/extras/low%20carb/Low%20Carb%20Diet%20for%20Weight%20Loss%20and%20Diabetes%20-%20Unwin%202014.pdf.

5. El retorno de la dieta muy baja en calorías

[1] K. Casazza *et al.*, "Myths, presumptions, and facts about obesity", en *New England Journal of Medicine*, 2013, http://www.nejm.org/doi/full/10.1056/NEJMsa1208051.

[2] K. Purcell, University of Melbourne, "The effect of rate of weight loss on long term weight management: a randomised controlled trial", en *The Lancet/Diabetes & Endocrinology*, 2014, http://www.thelancet.com/journals/landia/article/PIIS2213-8587(14)70200-1/abstract.

[3] A. Keys *et al.*, "The Psychology of Hunger", University of Minnesota, 1944, http://www.apa.org/monitor/2013/10/hunger.aspx.

[4] C. Zauner *et al.*, "Resting energy expenditure in short-term starvation is increased as a result of an increase in serum norepinephrine", en *American Journal of Clinical Nutrition*, 2000, http://ajcn.nutrition.org/content/71/6/1511.full.

[5] K. Casazza *et al.*, *op. cit.*

6. Los tres principios básicos de la da y qué hacer antes de comenzar

[1] R. Estruch *et al.*, "Primary prevention of cardiovascular disease with a Mediterranean diet", en *New England Journal of Medicine*, 2013, http://www.nejm.org/doi/full/10.1056/NEJMoa1200303#t=articleMethod.

[2] R. A. Gotink *et al.*, "Standardised mindfulness-based interventions in healthcare: an overview of systematic reviews and meta-analyses of RCTs", en *Plos*, 2015, http://journals.plos.org/plosone/article?id=10.1371/journal.pone.0124344.

[3] R. Estruch *et al.*, *op. cit.*

[4] M. Kratz *et al.*, "The relationship between high-fat dairy consumption and obesity, cardiovascular, and metabolic disease", en *European Journal of Nutrition*, 2012, http://link.springer.com/article/10.1007%2Fs00394-012-0418-1.

[5] "Mediterranean diet may lower risk of diabetes", American College of Cardiology, 2014, http://www.sciencedaily.com/releases/2014/03/140327100806.htm.

[6] E. Toledo *et al.*, "Mediterranean diet and invasive breast cancer risk among women at high cardiovascular risk in the PREDIMED trial", en JAMA, 2015, http://archinte.jamanetwork.com/article.aspx?articleid=2434738&resultClick=.

[7] E. H. Martinez-Lapiscina *et al.*, "Mediterranean diet improves cognition", en *Journal of Neurology, Neurosurgery and Psychiatry*, 2013, http://jnnp.bmj.com/content/84/12/1318.

[8] Y. Gepner *et al.*, "Effects of initiating moderate alcohol intake on cardiometabolic risk in adults with type 2 diabetes", en *Annals of Internal Medicine*, 2015, http://annals.org/article.aspx?articleid=2456121.

[9] N. Harkin *et al.*, "Diet and the prevention of cardiovascular disease: physicians' knowledge, attitudes, and practices", en *Journal of the American College of Cardiology*, 2015, http://content.onlinejacc.org/article.aspx?articleid=2198773.

[10] Harvard School of Public Health, "Low-fat diet not a cure-all", http://www.hsph.harvard.edu/nutritionsource/low-fat/, cita del artículo B. V. Howard *et al.*, "Low-fat dietary pattern and weight change over 7 years: the Women's Health Initiative Dietary Modification Trial", en *Journal of the American Medical Association*, 2006.

[11] E. S. Ford *et al.*, "Trends in mean waist circumference and abdominal obesity among US adults 1999-2012", en *Journal of the American Medical Association*, 2014, http://jama.jamanetwork.com/article.aspx?articleid=1904816.

7. La dieta en la práctica

[1] Diabetes Prevention Program (DPP), http://www.niddk.nih.gov/about-niddk/research-areas/diabetes/diabetes-prevention- program-dpp/Pages/default.aspx.

[2] E. L. Lim, "Reversal of type 2 diabetes: normalisation of beta cell function in association with decreased pancreas and liver triacylglycerol", en *Diabetologia*, 2011, http://www.ncbi.nlm.nih.gov/pubmed/21656330.

[3] S. Steven *et al.*, "Restoring normoglycaemia by use of a very low calorie diet in long- and short-duration type 2 diabetes", en *Diabet Med*, 2015, http://www.ncbi.nlm.nih.gov/pubmed/25683066.

[4] D. Neal *et al.*, "The pull of the past: when do habits persist despite conflict with motives?", en *Personality and Social Psychology Bulletin*, 2011, http://www.feinberg.northwestern.edu/sites/ipham/docs/WW_WIP20130122_Habits.pdf.

[5] B. Wansink *et al.*, "Slim by design: kitchen counter correlates of obesity", en SSRN, Cornell University, 2015.

[6] E. E. Helander *et al.*, "Are breaks in self-weighing associated with weight gain?", en *Plos*, 2014, http://journals.plos.org/plosone/article?id=10.1371/journal.pone.0113164.

[7] M. Harvie *et al.*, "The effect of intermittent energy and carbohydrate restriction v. daily energy restriction on weight loss and metabolic disease risk markers in overweight women", en *British Journal of Nutrition*, 2013, http://www.ncbi.nlm.nih.gov/pubmed/23591120.

8. Actívate

[1] R. Ross, "Does exercise without weight loss improve insulin sensitivity?", en *Diabetes Care*, 2003, http://care.diabetesjournals.org/content/26/3/944.

[2] J. N. Morris, "Coronary heart disease and physical activity of work", en *Lancet*, núm. 265, 1953, pp. 1053-1057.

[3] E. G. Wilmot *et al.*, "Sedentary time in adults and the association with diabetes, cardiovascular disease and death: systematic review and meta-analysis", en *Diabetologia*, 2012, https://www.ncbi.nlm.nih.gov/pubmed/22890825.

[4] J. L. Veerman *et al.*, "Television viewing time and reduced life expectancy: a life table analysis", en *British Journal of Sports Medicine*, 2012, http://www.ncbi.nlm.nih.gov/pubmed/23007179.

[5] M. C. Peddie *et al.*, "Breaking prolonged sitting reduces postprandial glycemia in healthy, normal-weight adults", en *American Journal of Clinical Nutrition*, 2013.

[6] J. P. Buckley *et al.*, "Standing-based office work shows encouraging signs of attenuating post-prandial glycaemic excursion", University of Chester, 2013, http://oem.bmj.com/content/early/2013/12/02/oemed-2013-101823.full.pdf?keytype=ref&ijkey=fvcEm117fzTcT51.

[7] K. Karstoft *et al.*, "The effects of free-living interval-walking training on glycemic control, body composition, and physical fitness in type 2 diabetic patients: a randomized, controlled trial", en *Diabetes Care*, 2013, http://www.ncbi.nlm.nih.gov/pubmed/23002086.

[8] B. Klika *et al.*, "High-intensity circuit training using bodyweight: Maximum Results With Minimal Investment", en ACSM's *Health & Fitness Journal*, 2013, http://journals.lww.com/acsm-healthfitness/fulltext/2013/05000/high_intensity_circuit_training_using_body_weight_.5.aspx.

9. Pon en orden tu cabeza

[1] F. Zeidan *et al.*, "Neural correlates of mindfulness meditation-related anxiety relief", en Social Cognitive and Affective Neuroscience, 2013, http://scan.oxfordjournals.org/content/early/2013/06/03/scan.nst041.full.pdf.

Apéndice

[1] A. J. Lee *et al.*, "Gestational diabetes mellitus: clinical predictors and long-term risk of developing type 2 diabetes: a retrospective cohort study using survival analysis", en *Diabetes Care*, 2007, http://www.ncbi.nlm.nih.gov/pubmed/17392549.

Índice analítico

Esta obra se imprimió y encuadernó
en el mes de enero de 2017,
en los talleres de Impregráfica Digital, S.A. de C.V.
España 385, Col. San Nicolás Tolentino,
C.P. 09850, Iztapalapa, Ciudad de México.